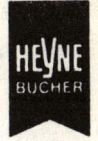

HEYNE
BÜCHER

W0086713

Maggie Tisserand

Aromatherapie for love

Duftende Essenzen
und ätherische Öle für die Liebe

Deutsche Erstausgabe

WILHELM HEYNE VERLAG
MÜNCHEN

HEYNE RATGEBER
08/9476

Aus dem Englischen übertragen von
Dr. Michael Larrass

Titel der Originalausgabe:
Aromatherapy for Lovers
erschienen bei Thorsons,
ein Imprint von HarperCollins Publishers, London

Copyright © 1993 by Maggie Tisserand
Copyright © der deutschsprachigen Ausgabe 1994 by
Wilhelm Heyne Verlag GmbH & Co. KG, München
Printed in Germany 1994
Umschlaggestaltung: Atelier Adolf Bachmann, Reischach
Umschlagillustration: Elmar Kohn, Landshut
Satz: Layer, Ostfildern
Druck und Bindung: Ebner, Ulm

ISBN 3-453-07008-9

Inhalt

Einführung

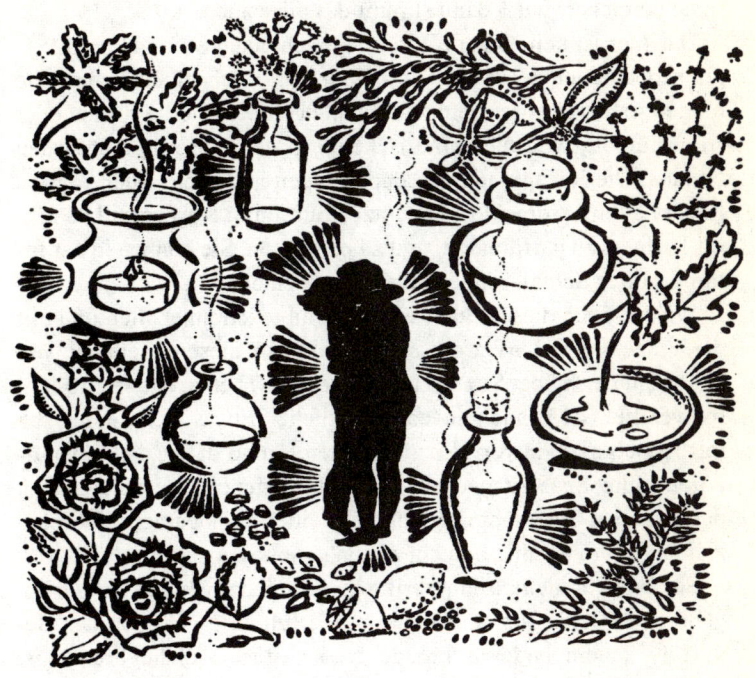

»Die Liebe zweier reiner Liebender besteht aus
Verlangen und gegenseitigem Gefallen.
In ihr kann nichts von Wert sein, wenn nicht der
Wille beider gleich ist.«

JAUFRÉ RUDEL

Sex ist wunderbar, erfüllend – und gut für die Fitneß. Das ist keine Offenbarung; der Nutzen von gutem Sex ist seit langem bekannt und beschrieben. Was aber ist mit der Theorie, daß Sex unsere Gesundheit verbessern, unser Immunsystem stärken und das Aufkommen von Krankheit verhindern kann? Wenn Sex durch Aromatherapie bereichert wird, dann stimmt das alles auch.

Das hier ist kein Buch »Wie kriege ich einen Mann« oder »Wie gut schneide ich bei Frauen ab«. Es ist ein Buch für Liebende. Sie mögen so hedonistisch sein wie die alten Griechen oder Römer oder so ehrfürchtig wie die chinesischen Taoisten oder die tantrischen Hindus. Die Rezepte und Beschreibungen in diesem Buch werden Ihnen helfen, Aromaöle zu benutzen, um Ihren Körper und den Ihres Partners zu parfümieren und zu massieren. Sie können in der Intimität Ihres Schlafzimmers alle Sinne genießen.

Während ich dieses Buch schrieb, mußte ich innehalten und mir die Frage stellen: »Warum schreibe ich in diesem Zeitalter von AIDS ein Buch über Sex? Erforsche ich ein Thema, das seit 30 Jahren veraltet ist? Bin ich unverantwortlich?« Etwas Nachsinnen gab mir jedoch die Antwort. Es gibt keinen Grund dafür, daß Sex aufhören sollte, Spaß zu machen, nur weil er »sicher« sein soll. Und ist der sicherste Sex nicht der innerhalb einer monogamen Liebesbeziehung? Monogamie braucht niemals monoton zu sein.

Sex braucht niemals langweilig zu sein: jeder von uns hat ein angeborenes Bedürfnis an Freude und Erfüllung, wie auch das Bedürfnis, einem anderen Freude zu bereiten. Welche Freude ist größer und intensiver als die von Sex?

Sex und Aromatherapie sind ein perfektes Paar. Denken Sie nur daran, wie vor Hunderten und sogar Tausenden von Jahren Liebende einander ihre Körper parfümierten und dabei die Erfüllung aller ihrer Sinne erlebten. Ihr Geruchssinn genoß den wunderbaren Duft natürlicher Öle, der sich mit dem Geruch des Körpers verband; ihr Tastsinn schwelgte im Gefühl, den Geliebten zu massieren oder von ihm massiert zu werden; ihre Augen sahen den erotischen Anblick des glänzenden Öls auf der Haut; ihre Ohren nahmen die Worte der Lust auf – und wenn sie sich küßten, wurde der fünfte Sinn angesprochen, denn was schmeckt feiner als die Lippen des Geliebten?

Ich glaube, daß guter Sex lebensfördernd ist, wie auch die Aromatherapie. Selbst wenn es nicht zum Geschlechtsakt kommt, ist doch das körperliche Gefühl des Berührens, des engen Körperkontakts durch eine Massage sehr beglückend, und Glück ist eine starke Medizin. Freude und Genuß senden die richtigen Stimuli an die Zellen unseres Körpers und erhalten sie gesund. Indem man täglich Aromaöle verwendet, erzeugen wir in uns einen Zustand von Gesundheit und Harmonie.

Möglicherweise sind Sie bereits ein ausgesprochener Befürworter der Aromatherapie und ziehen daraus Nutzen. Ist jedoch dieses Buch für Sie die Einführung in die Aromaöle, so wird es ein besonderer Genuß sein.

Genießen Sie die Sinnesfreuden, die vor Ihnen liegen. Duftende Essenzen regen nicht nur die Sinne an und heben die Gefühle, sondern wirken auch auf einer tieferliegenden Ebene, um alle Zellen des Körpers zu nähren und zu schützen.

Aromatherapie kann eingesetzt werden, um mit vielen Gesundheitsproblemen fertig zu werden. Sie ermöglicht es beispielsweise, die gewohnheitsmäßige Einnahme von Antibiotika aufzugeben. In jüngster Vergangenheit hat der Forscher Clive Wood die Verbindung zwischen Geist, Gehirn und Immunsystem ausgeleuchtet. Er nennt das Ergebnis »Psychoneuroimmunologie«. Wir wissen beispielsweise, daß Menschen tatsächlich an einem gebrochenen Herzen sterben können – so stark ist die Macht unserer Gefühle. Ganz gewiß müssen wir auch in der Lage sein, diese Kraft zu nutzen, um einen starken und gesunden Körper zu erhalten.

Aromatherapie kann auch einen friedvollen Geisteszustand bewirken, was schon an sich in eine Beziehung Harmonie bringen kann. Viele östliche Texte betonen im Zusammenhang mit Meditation die Bedeutung des tiefen Atmens. In unserer verschmutzten Umwelt sind wir eher dazu geneigt, flach zu atmen. Wenn wir aber genüßlich eine Aromamassage über uns ergehen lassen oder in einem köstlich duftenden Bad liegen, atmen wir automatisch tiefer ein, um die Schönheit der uns umgebenden Düfte zu genießen.

In diesem Buch habe ich versucht, praktische Tips und Rezepte sowie alternative Behandlungsmethoden für sexuelle Probleme vorzustellen. Zugleich gebe ich einen kurzen geschichtlichen Einblick in die erotische Anwendung von Aromen seit der Antike. Ich gehe auch auf die Theorie ein, daß in jeder Frau Attribute verschiedener Göttinnen wohnen. Aphrodite als Göttin der Liebe ist diejenige, an deren Enthüllung dieses Buch am meisten interessiert ist. Indem sie ihre Ängste abwirft und Aromaöle mit Phantasie und Vertrauen anwendet, kann jede Frau diesen Teil ihrer selbst hervortreten und aufblühen lassen.

Kapitel eins
Aromatherapie für das Leben

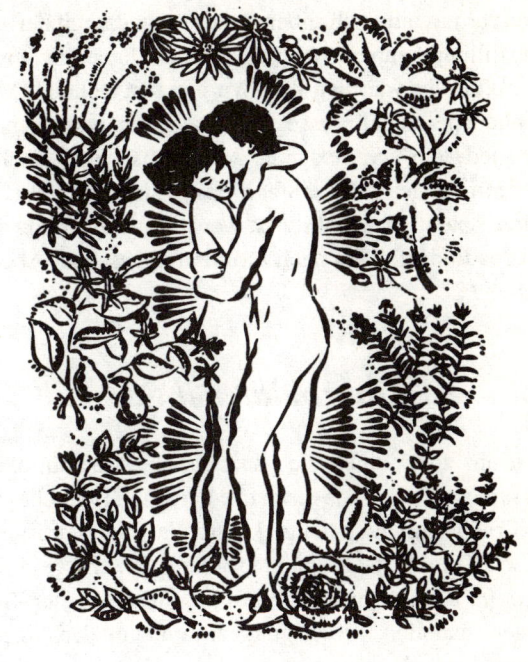

»Sex bringt ein Sprühen in die Augen,
einen Glanz auf die Wangen
und läßt die Welt
als einen besseren Ort erscheinen.«

MANTAK CHIA, »Taoist Secrets of Love«

Wenige von uns würden das bestreiten, und doch dämpfen gerne die Zwänge und Probleme des heutigen Lebens unser Liebesverlangen, sorgen dafür, daß wir nicht »in Stimmung« sind und das Fernsehen einer Liebesnacht vorziehen.

Wir haben uns zu sehr daran gewöhnt, unsere Wunschobjekte zu bekommen – Autos, Urlaub, Einbauküchen –, indem wir einfach einen Kreditvertrag unterschreiben. Diese Gewohnheit der sofortigen Wunscherfüllung kann einen Einfluß darauf haben, wie wir unsere sexuellen Wünsche wahrnehmen. Wir glauben vielleicht, was wir in Filmen sehen und in der Presse, in Zeitschriften und Büchern lesen, daß Sex – jede Art von Sex – die Antwort ist. Eine-Nacht-Begegnungen, Fremdgehen oder einfach das Wählen von Partnern aufgrund ihrer sexuellen Attraktivität werden alle als Wege zur Erfüllung unseres Bedürfnisses nach Intimität angesehen. Aber sind sie das wirklich?

Ganzheitlicher Sex

Viele von uns anerkennen die ganzheitliche Medizin als sicheres und wirksames System, das die ganze Person in Betracht zieht – Lebensstil, Ernährung und geistige Einstellung des Betreffenden, wie auch dessen Krankheitsgeschichte, Erbanlagen und gesamtes Symptombild. In derselben Weise bringt ganzheitlicher Sex jeden Aspekt der sexuellen Vereinigung zusammen: den körperlichen, mentalen und emotionalen.

Die Sexualtherapeutin und Autorin Barbara de Angelis schreibt: »Der Geschlechtsakt ist so stark, weil nichts uns einem anderen Menschen so sehr vereint. Wenn diese körperliche Vereinigung nicht ausgewogen ist und durch emotionale Nähe ergänzt wird, so wird dieser Akt, der so voller Freude sein kann, zu einem, der uns isoliert, einsam und unerfüllt zurückläßt.«

Der Psychologe Erich Fromm drückt das so aus: »Sex ohne Liebe wird zu einem verzweifelten Versuch, der durch Getrenntsein erzeugten Angst zu entkommen, und er führt zu einem ständig zunehmenden Gefühl des Getrenntseins, da der Geschlechtsakt ohne Liebe niemals die Kluft zwischen zwei Menschen überbrückt, oder nur flüchtig.«

Ganzheitlicher Sex ist die Mischung aller drei Arten des Liebens, so daß wir nach unserem Partner in körperlicher, geistiger und emotionaler Hinsicht verlangen. Oder, um es anders auszudrücken: Es verlangt uns nach seinem Körper, das Denken an ihn regt uns an und wir sind mit ihm emotional verbunden. Wir lieben seinen Geist, Körper und Gemüt mit unserem Geist, Körper und Gemüt:

> *»Wenn ihre Körper miteinander verschmelzen,*
> *kann Verlangen zu Freude werden,*
> *und körperliche Lust und ihre Erfüllung*
> *kann ein Ausdruck vorbehaltloser*
> *Hingabe werden, der Geist,*
> *Körper und Gemüt durchdringt.«*
>
> ERICH FROMM, »Die Kunst des Liebens«

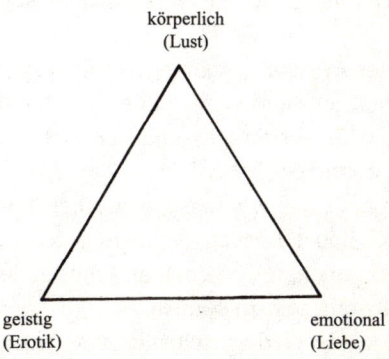

Abbildung 1: Dreieck der Liebe

Körperlich, mental und emotional, das ist die ideale Mischung von Sex, und in dieser Mischung finden sich alle Bestandteile einer dauerhaften und glücklichen Beziehung. Ganzheitlicher Sex ist so wichtig für unsere emotionale Gesundheit und unser Glück wie ganzheitliche Medizin für unsere körperliche und mentale Gesundheit. Und Aromatherapie hat in dieser Mischung ihre Rolle zu spielen. Schöne Düfte wirken auf alle drei Aspekte unseres Daseins ein und können auf mehr oder minder subtile Weise benutzt werden.

Innerlicher Sex

In den sechziger Jahren schrieb der Amerikaner Timothy Gallway ein faszinierendes Buch mit dem Titel »Tennis und Psyche«. Seine Hypothese war die, daß gesammelt und »im Jetzt« zu sein uns mit einer höheren Macht in Kontakt bringt, die instinktiv weiß, was zu tun ist. Obwohl für Tennisspieler geschrieben, kann die grundlegende Botschaft auch auf Liebespaare angewandt werden – etwas in uns weiß, wie man lieben soll, und die Liebe ist immer da, unabhängig davon, ob man einen Partner hat. Wenn man sich in jemanden verliebt, so kommen die Gefühle der Liebe nicht von dem anderen, sondern von einem selbst.

Erich Fromm schreibt: »Achtung vor der eigenen Ganzheit und Einzigartigkeit, Liebe und Verständnis für sich selbst sind nicht von der Achtung, dem Verständnis und der Liebe für einen anderen Menschen zu trennen.«

Fromm verstand, daß wir zunächst uns lieben müssen, bevor wir andere wirklich lieben können, denn um geben zu können, müssen wir das Gefühl haben, reich genug an Liebe zu sein, um mit unserer Liebe großzügig sein zu können.

Ist man müde oder niedergeschlagen, kann man nicht geben. Man muß sich zunächst um sich selbst kümmern, indem man die Duftöle anwendet, die unseren Körper und unsere Gefühle reinigen, aufrichten, heilen und beleben. Nur wenn unser Kelch voll ist, kann er zu anderen überfließen.

> *»Das innere Lächeln ist das Rezept für ein Leben in*
> *vollkommener Harmonie mit sich selbst und anderen.*
> *Das innere Lächeln ist das Lächeln völligen Glücks.*
> *Das ist nicht das gesellschaftliche Lächeln.*
> *Dieses Lächeln steigt aus den Zellen und Organen*
> *des Körpers auf.«*
>
> MANTAK CHIA, »Taoist Secrets of Love«

Was ist Aromatherapie?

Aromatherapie benutzt die ätherischen Öle von Pflanzen, um den Körper zu heilen und zu verschönern. Obwohl sie mit der Pflanzenheilkunde in Verbindung steht, hat die Aromatherapie ihre eigene Identität. Sie nimmt aromatische Pflanzen wie Basilikum oder Lavendel und destilliert daraus deren Essenz, um sie in zahlreichen nützlichen Varianten anzuwenden.

Stellen Sie sich vor, wie vor Tausenden von Jahren die Menschen wilden Pferden zusahen, die frei durch die Ebenen zogen, und wie sie ihre Schönheit und ehrfurchteinflößende Schnelligkeit bewunderten. Wenn jemand das Glück hatte, eines davon zu überraschen und sich daraufzuschwingen, konnte er die Geschwindigkeit, die Macht und Majestät des Reitens selbst erfahren, aber sobald er abstieg, war das Pferd auf und davon. Eines Tages dann erfanden die Menschen ein Seil und machten ein Lasso. Sie begannen, diese wilden und freien Tiere zu fangen, zähmten sie und zügelten ihre Kraft.

Stellen Sie sich vor, wie vor Tausenden von Jahren die Menschen das Wunder des aromatischen Pflanzenreichs erlebten, indem sie sich beispielsweise am Duft einer Rose entzückten. Aber man konnte den köstlichen Duft nicht festhalten. Eines Tages dann erfand man die Destillation, und der Duft der Rose war für immer gefangen, um zu jeder Tages- und Nachtzeit genossen zu werden – in jedem Monat des Jahres. Die Destillation ist das Lasso, mit dem die Düfte von Blumen und anderen Pflanzen eingefangen werden, so daß ihre Kraft zu unseren Zwecken gezügelt wird.

Doch ist die Aromatherapie weit mehr als nur die Erfahrung eines angenehmen Duftes; das Wort »Therapie« kommt nicht von ungefähr. Denn hier haben wir durch die Anwendung ätherischer Pflanzenöle viele Möglichkeiten zu unserer Verfügung: Wir haben Düfte, die unsere Gefühle anheben – die uns von der Depression zum Glück führen; heilende Essenzen, die mit unserem Körper zusammenarbeiten, um Unwohlsein und Krankheit zu bekämpfen sowie Aromen, die uns unsagbare Sinnesfreuden verschaffen können.

Ätherische Öle und Gefühle

Wie wir mit Streß fertig werden, kann sehr stark unsere allgemeine Gesundheit beeinflussen. Unsere Fähigkeit, »einen Sturm zu überstehen«, macht den Unterschied aus, ob wir im Meer eines überwältigenden Gefühls ertrinken oder ruhig durch die Wellentäler und Wellenberge des Lebens segeln. In Notzeiten kann die Aromatherapie helfen. Nur einige Tropfen Muskatellersalbei in einem Duftzerstäuber oder in einem Bad werden bald die geistige Klarheit wiederherstellen und eine klare Perspektive bringen.

Krankheit verursacht oft Depression, denn sie unterbricht den Fluß dessen, was wir normalerweise gerne tun – aktiv und nützlich sein. Heilung und Genesung kann durch einen depressiven Zustand beeinträchtigt werden, denn die mentale Depression verursacht auch eine Depression des Immunsystems. Man benutzt ein beliebiges anhebendes Duftöl – Rose, Ylang-Ylang, Lavendel, Bergamotte, Rosenholz, Rosmarin, Sandelholz, Neroli oder Petitgrain –, um dem Körper die unnötige Bürde zu nehmen und ihm zu erlauben, sich selbst zu heilen.

Unser »Wille« ist ein starkes Werkzeug, das wir zu unserem eigenen und anderer Nutzen einsetzen können, aber nur, wenn wir erkennen, daß wir ein solches Werkzeug haben. Willenskraft ist mit dem Solarplexus verbunden, und wenn wir von negativen Gefühlen angegriffen werden, seien es eigene oder die von jemand anderem, so wird der Bereich um die Magengrube sehr empfindlich. Das ist ohnehin ein sehr verletzlicher Körperbereich, wo das bekannte »flaue Gefühl« wahrgenommen wird. Wird dieser Bereich überlastet, so können sich daraus ein Verlust an Willenskraft, ein Gefühl von Hilflosigkeit und die Unfähigkeit, positiven Wandel herbeizuführen, ergeben.

»Ich habe das Gefühl, als ob man mir die Eingeweide rausgerissen hätte« ist eine häufige Klage von Menschen, die einen emotionalen Schock erlitten haben, oder auch der Ausdruck »Das schlägt mir auf den Magen«. Verdünnte ätherische Öle, die auf die Magengrube aufgetragen werden, können diesen empfindlichen Bereich heilen und schützen helfen.

Innere und äußere Schönheit

Wegen ihrer nützlichen Wirkung auf die Haut sind ätherische Öle vollkommene Hautpflegemittel. Wertvolle Forschung ist in diesem Bereich von Dr. Dietrich Gümbel durchgeführt worden. Er schreibt, daß »Blutzucker, die in Fettschichten abgelagert worden sind, durch die Anwendung von Sandelholzöl gelöst werden, so daß der Zucker die Haut erreichen und oxidieren kann, was die Haut belebt. Der Wasserhaushalt der Haut wird verbessert und die Geschmeidigkeit des Gewebes bewahrt.« Mit anderen Worten: Sandelholz hält Ihre Haut von innen feucht und jugendlich im Aussehen.

Lavendel, Rose, Bergamotte, Rosenholz und Ylang-Ylang sind unübertroffen, wenn man einen gesunden, blühenden Teint behalten will. Akne und sogar chronische Hautprobleme wie Ekzeme und Schuppenflechte können wirksam mit lindernden ätherischen Ölen behandelt werden.

Tea-Tree, Zitrone, Lavendel und Geranie normalisieren die Produktion der Talgdrüsen und können damit bei fettigem Haar hilfreich sein. Und eine Mischung von Tea-Tree-Öl und dem »flüssigen Wachs« der Jojobapflanze ergibt eine sehr wirksame Behandlung gegen Schuppen.

(Mehr über Aromatherapie für Gesundheit und Schönheit von Haut und Haar finden Sie in Kapitel 5.)

Im Einklang bleiben

Selbsthilfe durch Aromatherapie kann unseren Körper stärken und uns vor Erkältungen, Grippe und anderen Krankheiten schützen. Öle, die virale und bakterielle Infektionen bekämpfen, sind unter anderem Lavendel, Ravensare, Niaouli, Bergamotte, Tea-Tree, Zitrone und Myrte. Jedes von diesen, in einem Trägeröl verdünnt, kann in den Rücken oder in die Brust einmassiert werden, damit man sich besser fühlt. Mit der möglichen Ausnahme von Tea-Tree, von dem man nicht behaupten kann, daß es angenehm riecht, sind alle anderen Öle auch wunderbar beruhigende und gesunde Badeöle. Da nur 4–6 Tropfen für ein therapeutisches Bad nötig sind, ist die Anwendung von ätherischen Ölen auch eine sehr sparsame Methode, um gesund zu bleiben.

Mischungen dieser Öle können nach den Anweisungen in Kapitel 8 gemacht werden. Ausführlichere Informationen zum Nutzen von ätherischen Ölen bei der Behandlung von allgemeinen Beschwerden finden sich im »Aromatherapie-Heilbuch« von Robert Tisserand (siehe Bibliographie, Seite 180).

Die innere Göttin

Über die Jahrhunderte hinweg haben sich die Geschlechterrollen verschoben; was von Frauen erwartet wird, hat sich drastisch verändert. Wichtiger noch: die Art, wie Frauen sich selbst und ihre Stellung in der Gesellschaft und in zwischenmenschlichen Beziehungen einschätzen, hat sich völlig gewandelt. Die heutige Frau hat viele Facetten und jongliert mit Beruf, Ehemann, Kindern, Politik, sportlicher Betätigung und vielem anderen dazu.

In dem bemerkenswerten Buch »Göttinnen« schreiben die Psychologen Jennifer und Roger Woolger diese verschiedenen Facetten der weiblichen Psyche sechs verschiedenen Göttinnen zu: Demeter, die Ernährerin; Hera, die Machtsucherin; Athene, die umsichtige und zuversichtliche Karrierefrau; Artemis, die Liebhaberin von Natur und Freiheit; Persephone, der intuitive, seelenhafte, empfindsame Aspekt der Frau; und natürlich Aphrodite, die Göttin der Liebe, Herrscherin über die Sinnlichkeit, die Künste und die Schönheit in allen Dingen.

Das Gleichgewicht zwischen diesen verschiedenen Göttinnen wird von Frau zu Frau verschieden sein, und selbst bei einer Frau kann es sich verändern, wenn ihr Lebensstil sie dazu zwingt, eine Göttin stärker zu verkörpern. So schreiben die Autoren dieses wunderbaren Buches: »Sich selbst umfassender als Frau zu erkennen heißt erkennen, von welcher Göttin man geführt wird, heißt auch gewahr sein, wie die verschiedenen Gottheiten die verschiedenen Stadien und Wendepunkte des Lebens beeinflussen.«

Bezüglich der Aromatherapie ist es besonders Aphrodite, die uns interessiert. Sie ist die Göttin, die über das Reich der Düfte, der Sinnlichkeit, der Massage, der Kosmetik und aller ästhetischen und genußvollen Dinge herrscht. Sich seiner Sexualität zu schämen bedeutet, daß man nicht genügend Kontakt zu seiner inneren Aphrodite hat.

Aromatherapie kann Ihnen helfen, mit diesem Element Ihrer Psyche in Kontakt zu kommen und zu bleiben; Öle wie Rose und Myrte sind hilfreich, um sich mit der inneren Göttin zu identifizieren. Sie teilen mit allen Frauen eine angeborene Sinnlichkeit und sollten sich daran erfreuen. Sie sind zwar Lebenspartner, Mutter, Mitarbeiterin, aber Sie sind auch ein dynamisches, attraktives und sinnliches Wesen.

Nach dem griechischen Mythos wählte Aphrodite die Myrte, um ihre Blöße zu bedecken; seither wird sie stets mit ihr in Verbindung gebracht. Um Ihren Arbeitsstreß, die häuslichen Belastungen, Sorgen oder körperlichen Beschwerden und Schmerzen loszuwerden und sich mit der liebesfähigen, sinnlichen inneren Frau in Kontakt zu bringen, nehmen Sie ein Myrtenbad in einem ruhigen, sanft beleuchteten Raum. Stellen Sie sich vor, daß Sie aller gegenwärtigen Probleme ledig sind, lassen Sie sich von diesem zeitlosen Duft umhüllen, während er Sie reinigt, beruhigt und inspiriert. Erlauben Sie Ihrer Phantasie, daß Sie sich wie eine Göttin fühlen – schließlich atmen Sie denselben Duft ein wie vor Tausenden von Jahren die Göttin.

Rosenöl lindert das Herz und tröstet in Zeiten der Sorge; durch seine anhebenden Kräfte beseitigt es seelischen Schmerz und öffnet einen Kanal für Sinnlichkeit, Liebe und Einfühlungsvermögen. Es bringt das weibliche Hormonsystem ins Lot und eignet sich für jene, die sich von ihrem Gefühlszentrum »abgerückt« fühlten.

Mit Hilfe von Geranie und Muskatellersalbei harmonisiert man einen Körper, der vernachlässigt wurde und angespannt ist und dem es an Empfindsamkeit mangelt, egal ob männlich oder weiblich. Wenn man aggressiv und streßgeladen ist, wird eine Massage mit Muskatellersalbei, Rose, Myrte oder Geranie die männlichen beziehungsweise weiblichen Kräfte in uns ausbalancieren und ein ruhigeres, liebenswertes Wesen hervorbringen.

Wenn der Druck, eine Arbeit zu behalten, oder das Trauma, eine Arbeit verloren zu haben, einen vorübergehend »kastriert« haben, und Liebesfreuden wie eine ferne Erinnerung erscheinen, so kann wiederum Aromatherapie hilfreich sein. Verwendet man die Duftstoffe, die Phytohormone (pflanzliche Hormone) enthalten, so kann dies Körper und Geist wieder in Harmonie bringen, was zu einem ruhigeren Dasein führt und uns erlaubt, Hilfe und Heilung aus unserer Umgebung anzunehmen. In Harmonie und in Kontakt mit sich selbst zu sein, bringt unsere Fähigkeit zum Vorschein, mit anderen zu fühlen und in Zeiten der Not auf sie zuzugehen.

Der griechische Gott Apollo, der das Leben, die Unsterblichkeit, harmonisches Gleichgewicht, Schönheit und Güte symbolisiert, ist als die männliche Variante der Aphrodite anzusehen. Die Art, ein vollkommener Liebhaber zu werden, ist die, schön von innen heraus zu sein – und indem wir ätherischen Ölen erlauben, uns ein Gefühl von Schönheit zu geben, tun wir einen Schritt in die richtige Richtung.

> *»Unter allen zehntausend Dingen,*
> *die der Himmel geschaffen hat,*
> *ist der Mensch das wertvollste.*
> *Unter allen Dingen,*
> *die den Menschen gedeihen lassen,*
> *ist keines der Liebesbegegnung*
> *zu vergleichen.«*
>
> LI TUNG HSUAN, »Ars Amatoria«

Kapitel zwei
Eine erotische Geschichte

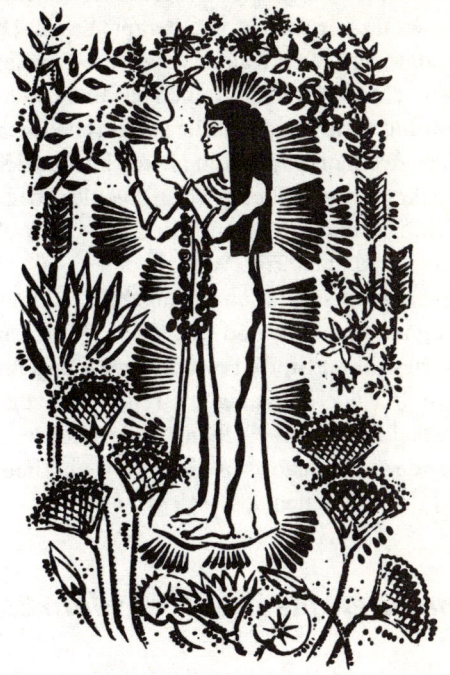

»Darum bin ich herausgegangen, dir zu begegnen,
dein Angesicht zu suchen und ich habe dich gefunden.
Ich habe mein Bett schön geschmückt mit bunten
Teppichen aus Ägypten.
Ich habe mein Lager mit Myrrhe, Aloe und Zimt
besprengt. Komm, laß uns genug buhlen bis an den
Morgen, und laß uns der Liebe pflegen.«

ALTES TESTAMENT: Sprüche 7, Vers 17

Zwar ist der Begriff »Aromatherapie« möglicherweise erst im 20. Jahrhundert geprägt worden, aber der Nutzen von ätherischen Ölen und Salben zu religiösen und sexuellen Zwecken geht Tausende von Jahren zurück, bis zur Morgendämmerung der Kultur.

Es ist schwer, genau zu sagen, welche Zivilisation als erste das Wissen um Duftkunde und Aromatherapie besaß. Die alten Chinesen sagten, daß der Gelbe Kaiser als erster Arzneien und Parfüme in die Welt brachte, während in Indien das Entstehen der Duftkunde auf den Gott Indra zurückgeht. Aller Wahrscheinlichkeit nach ging die Kunst der Aromatherapie vom alten China beziehungsweise Indien auf die Ägypter beziehungsweise Hebräer über, sodann auf die Griechen, Römer, durch diese auf die arabische Welt und von dieser auf Europa und die übrige Welt.

Wo immer aromatische Pflanzen angebaut wurden, erkannte man ihren Beitrag zur sexuellen und religiösen Ekstase, und indem man sich des Wertes dieser Stoffe bewußt wurde, begann man, zu Handelszwecken in andere Länder zu reisen, wo man aromatische Pflanzen verkaufte, die im eigenen Lande wuchsen, und solche erwarb, die es dort nicht gab. Auf diese Weise breitete sich das Wissen um Düfte und Aromen aus.

Aromatherapie durch die Jahrhunderte

Duft und Sex im alten China und Japan

Die geschlechtliche Vereinigung von Mann und Frau war das grundlegende Konzept hinter Yin und Yang, den altchinesischen polaren und ergänzenden Lebenskräften. Die Chinesen glaubten, daß die geschlechtliche Vereinigung einen kosmischen Einfluß auf die Weltereignisse habe. Erdbeben, Springfluten, Stürme – das alles war auf Disharmonie zurückzuführen. Der Kaiser und die

Kaiserin Chinas verkörperten das Gleichgewicht von positiven und negativen Elementen im Reich. Besondere Hofdamen zeichneten mit besonderen roten Schreibpinseln die geschlechtlichen Beziehungen zwischen Kaiser und Kaiserin auf. Nach Ansicht von R. H. Gulik »sah das alte China in den Wolken die Eier der Erde, die durch den Regen, den himmlischen Samen, befruchtet werden«.

Der Kaiser hatte eine Frau, der er einmal im Monat beischlief. Er praktizierte die taoistische Disziplin, ohne Ejakulation lieben zu können, was ihm gestattete, in einer Nacht seiner Frau mehrmals beizuwohnen.

Außer daß er lediglich einmal im Monat mit seiner Frau zusammenkam, hatte er drei Nebenfrauen, neun Frauen zweiten Grades, 27 Frauen dritten Grades und 81 Konkubinen. Seinen Samen zurückzuhalten war die einzige Art, auf die er mit diesen 121 Frauen sexuell verkehren konnte. Weit davon entfernt, durch so viel Aktivität erschöpft zu sein, war es nach Ansicht der Chinesen vielmehr so, daß »während des Geschlechtsverkehrs des Mannes Vitalkraft durch die der Frau genährt und gestärkt wird« von der man annahm, daß sie in deren Scheidenflüssigkeit enthalten war.

Alte chinesische Sexuallehrbücher predigen, daß, je öfter man Sex ohne Ejakulation hat, desto größer der Nutzen für die Gesundheit sei. Einmal – und die Lebenskraft wird gestärkt; zweimal – und es gibt eine Verbesserung der Seh- und Hörstärke; dreimal – und alle Krankheiten werden geheilt; weitere Praxis wird zu einer religiösen Erfahrung des Mannes führen. Indem man den Samen quasi recycelte, wurde angeblich das Gehirn genährt und die Langlebigkeit gesichert.

Zu ihrer Zeit mögen diese Sexuallehrbücher eine weitere wichtige Rolle gespielt haben – die der geistigen Anregung des Kaisers, denn es wäre nicht möglich für ihn gewesen, sich von jeder von seinen Frauen erregt zu fühlen, hätte er mindestens drei von ihnen täglich beiwohnen müssen. Yin und Yang waren abhängig von der Harmonie zwischen Mann und Frau, und da eine Frau langsamer erregt wird und ihren Orgasmus erreicht als ein Mann, liegt es an ihm, die Harmonie aufrechtzuerhalten und sie zu befriedigen, indem er das »Tao der Liebe« praktiziert: »Der Mann ist das Feuer, das rasch auf-flammt und schnell ausgelöscht werden kann. Die Frau ist das Was-ser, das sich langsamer erhitzt, das jedoch, einmal heiß geworden, sich langsam abkühlt. Feuer wird durch Wasser gelöscht, und Was-ser wird durch Feuer erhitzt.«

Gleichzeitig erkannte man, daß jedem Mann etwas Weibliches und jeder Frau etwas Männliches innewohnt. Harmonie zwischen beiden ist nur möglich, wenn Mann und Frau mit sich selbst im Ein-klang sind. Sobald er Harmonie in sich selbst gefunden hatte, konnte der Mann taoistisch lieben und seiner Partnerin stundenlang beiwohnen, ohne sein Sperma zu verausgaben.

Viele chinesische Kräuter wie Ginseng waren hilfreich bei der Stärkung der Potenz; aromatische Gewürze und Kräuter wurden re-gelmäßig verwendet, um die sexuelle Vereinigung zu intensivieren und die Harmonie zwischen den Partnern zu fördern.

Die Japaner schätzten die Wichtigkeit des Geschlechtsverkehrs so hoch ein, daß die Geschlechtsorgane angebetet wurden. Alte Fruchtbarkeitsfeste mündeten häufig in ritueller Promiskuität. Die Phallusanbetung ist einer der ältesten Aspekte der japanischen Re-ligion, und noch heute gibt es in Kanara einen Schrein mit einem riesigen hölzernen Phallus, auf den sich Großmütter mit ihren En-kelinnen in der Hoffnung setzen, daß diese Glück zu einer frucht-baren und erfüllenden Ehe empfangen.

Die Rituale des Freiens waren oft sehr ausgeklügelt, mit Boten, die Briefe und Gedichte austrugen. Manchmal wurde ein Gedicht auf einem der Jahreszeit entsprechend gefärbten Papier geschrieben und auf einem stark parfümierten Fächer übermittelt. Wenn die Korrespondenz gegenseitig ermutigend war, kam es es schließlich dazu, daß der Freier seiner Angebeteten einen nächtlichen Besuch abstattete: »Der Mann schlüpfte hinter die Gardinen und in die par-fümierte Dunkelheit des Schlafgemachs seiner wartenden Geliebten, entledigte sich einfach seiner Kleidung und stieg mit ihr ins Bett« (Nicholas Bornoff, »Pink Samurai«). Sex wurde schuldlos als eine der Freuden des Lebens angesehen, und freie Liebe war weit verbreitet. An den Kimonogürteln beider Geschlechter hingen kleine Kästchen namens Inro. Darin befanden sich Arzneien und Liebespulver und andere Mittel zu sexueller Erfüllung.

Die japanische Leidenschaft für Räucherwerk verwandelte sich in eine Kunst, die noch heute von den Jüngern von Kodo ausgeübt wird und als der Weg des Räucherwerks bekannt ist. In alten Zeiten zogen Duftschwaden durch Tempel, Kleider und Wohnungen der Menschen, und natürlich war auch das Badewasser dezent parfümiert. Das Baden war und ist in Japan ein sehr wichtiges Ritual. Das Waschen wurde zunächst außerhalb des Bades vorgenommen, und erst, nachdem er den Schmutz und die alte, tote Haut abgeschrubbt und sich gründlich abgespült hatte, bestieg der Badende den herrlich parfümierten Badetrog, wo die Sorgen des Tages liebevoll fortgeschwemmt wurden.

Tantrischer Sex

»Tantra« oder tantrischer Sex ist das indische Gegenstück zum taoistischen Sex. Der Hauptunterschied ist der, daß Tantra als Schritt auf dem Weg zu spiritueller Erleuchtung und mystischer Einheit angesehen wird, während die Ausübung von taoistischem Sex kein Glaubenssystem verlangt, sondern lediglich die Kultivierung der Willenskraft.

Die Hinduwörter für die Geschlechtsorgane sind »Lingam« beim Mann und »Yoni« bei der Frau, und diese Organe – die für uns mit Sex, Geburt und Reife assoziiert werden – haben in der indischen Kultur eine viel spirituellere Bedeutung. So wie die christliche Theorie von der Weltentstehung den Garten Eden, Adam und Eva nennt, so glaubt man in Indien, daß der Gott Schiwa und sein ge-

waltiger Lingam die Welt entstehen ließ. Überall in Indien gibt es
Schreine – kunstvolle in den Tempeln und einfachere irgendwo in
Seitenstraßem –, wo Lingam und Yoni angebetet werden können.
Sex in allen Formen wird als annehmbar und schön empfunden.

Eine Nation, die die Geschlechtsorgane anbetet, hat sicher nicht
die Komplexe der westlichen Nationen, und Indiens Offenheit gegenüber unverstelltem Liebesgenuß hat der Welt das berühmteste
Sexuallehrbuch geliefert – das »Kama Sutra«. Die Illustrationen der
verschiedenen Stellungen, die zu diesem Text gehören, sind nicht
pornographischer Art, ebensowenig wie die Abhandlung über oralen Sex sich auf ein Tabu bezieht, sondern auf einen normalen Bestandteil einer gesunden Liebesbegegnung. Doch wird der Blick-
kontakt als wichtigste Facette des Liebesaktes angesehen, denn die
Augen sind Fenster der Seele, und »Tantra« ist die Erfahrung des
Gottes in einem selbst und im Partner durch sexuelle Vereinigung.

Düfte, besonders der von Sandelholz, wurden vom Tempel in die
Schlafgemächer übernommen. Der Hindugott Indra wird stets mit
einer mit Sandelholzpaste bestrichenen Brust dargestellt. Kama, der
hinduistische Liebesgott, wird stets mit Pfeil und Bogen gemalt.
Der Bogen besteht aus Zuckerrohr, die Sehne aus Bienen, und jeder
seiner fünf Pfeile hat als Spitze eine Blume. Die Pfeile sollen das
Herz des Empfängers durch einen seiner oder ihrer fünf Sinne treffen. Auf einer Spitze befindet sich eine Jasminblüte, die wegen ihres aphrodisischen Wirkung bekannt ist. Kama Sutra oder auch
Kama Shastri bedeutet »Schrift der Liebe«, denn Kama ist das Hin-
duwort für Liebe und das Gegenstück von Eros oder Cupido. Das
»Kama Sutra« enthält viele Hinweise auf Duftstoffe, da diese ein
wesentlicher Bestandteil des Geschlechtsaktes waren:

»... der äußere Raum, mit reichen Düften geschwängert, sollte
ein Bett enthalten, weich, dem Auge angenehm, bedeckt mit einem
weißen Tuch, niedrig in der Mitte, darauf Girlanden und Blumen-
sträuße liegen, mit einem Baldachin und zwei Kissen, eines am
Kopf-, das andere am Fußende. Es sollte daneben auch eine Art

Couch geben mit einer Art Schemel am Kopfende, auf dem die Duftsalben für die Nacht sowie Blumen stehen sollten... und andere duftende Substanzen.«

Das »Ananga Ranga«, ein anderer dem »Kama Sutra« gleichzurechnender indischer Text, gibt das folgende Rezept für eine leidenschaftliche Nacht:

»... verstreut in dem Gemach lasse man Musikinstrumente, Flaschen mit Rosenwasser und verschiedenen Essenzen ... Mann wie Frau sollten gegen jeden Zwang oder falsches Schamgefühl ankämpfen und sich einander auf einem hohen und schönen Bett in völliger Nacktheit uneingeschränkter Lust hingeben; die Laken sollten mit Blüten von Aloe und anderen duftenden Hölzern bestreut sein. An solch einem Ort laß den Mann, der den Thron der Liebe besteigt, die Frau mit aller Muße genießen und sich und ihr jeden Wunsch und jede Laune erfüllen.«

Eine köstliche Geschichte, wie ein Mann Düfte einsetzte, um eine Frau zu verführen, stammt aus dem Buch »Der duftende Garten«, das der Scheich Nefzawi im späten 14. Jahrhundert schrieb:

»Zwei Propheten lebten gleichzeitig, und Sheja, die Prophetin, schrieb Mosailama einen Brief, in dem sie ihm untersagte, sich Prophet zu nennen. Mosailama suchte den Rat seiner Räte, die ihm empfahlen, Sheja zu einem Treffen einzuladen, um das Problem zu erörtern. In Vorbereitung auf Shejas Ankunft sollte Mosailama am Stadtrand ein Zelt aus buntem Brokat aufstellen und es dann ›mit köstlichen Düften verschiedener Art wie Ambra, Moschus und duftenden Blumen wie Rosen, Orangenblüten, Osterglocken, Jasmin, Hyazinthen, Nelken und anderen mehr füllen. Danach sollst du in das Zelt goldene Näpfe mit Spezereien stellen ... Sodann ist das Zelt zu schließen, so daß kein Duft entweichen kann, und wenn die Dämpfe genügend stark sind, um das Wasser im Zelt zu durchdringen, wirst du auf deinen Thron steigen und nach der Prophetin schicken, die allein mit dir im Zelt bleiben wird. Wenn sie die Düfte einatmet, wird sie entzückt sein, alle ihre Gelenke werden schwach werden, und sie wird das Bewußtsein verlieren. Nachdem du sie besessen hast, wird dir weiterer Ärger mit ihr erspart bleiben.‹ Als alles bereit war, schickte Mosalaima nach Sheja, die rasch benommen wurde und ihre Geistesgegenwart verlor. Anstatt ihre Konflikte zu besprechen, wußte Mosalaima, daß sie ihm zu Willen sein würde, und fragte: ›Welche Stellung ziehst du vor, sag es mir, und du sollst befriedigt werden.‹ ›Ich will es auf jede Art‹, antwortete die Prophetin und brachte damit den Disput zwischen den beiden Propheten zu einem zufriedenstellenden Ende.«

Den verjüngenden Eigenschaften der aromatischen Pflanzen wurde ebenso viel Aufmerksamkeit geschenkt wie ihren Verführungskräften. »Wenn du den Akt wiederholen willst, reibe dich mit süßen Düften ein, dann nähere dich der Frau, und du wirst ein glückliches Gelingen haben« (»Kama Sutra«).

»Wer sich einige Tage lang mit in Myrrhe gekochten Eiern, Zimt und Pfeffer ernährt, wird bei seinen Erektionen und seinem Liebesspiel verstärkte Kraft finden« (»Der duftende Garten«). Es verwundert kaum, daß diese »Schriften der Liebe« in einem Teil der Welt geschrieben wurden, wo Sonne und Sex ein tägliches Entzücken waren, wo reichlich Sandelholzbäume wuchsen, Rosenattar (Rosenessenz) destilliert wurde und Hunderte von aromatischen Gewürzen, Gräsern und Blüten zum täglichen Leben gehörten.

Die alten Ägypter und Hebräer

Ihr Wissen sowie ihre Vorräte an vielen Duftessenzen bezogen die alten Ägypter aus Indien wie aus China. Die Ägypter waren die Erfinder öffentlicher Bäder, die später dann die Römer übernahmen und sich zu eigen machten. Nach ihren täglichen Waschungen rieben sich die Ägypter am ganzen Körper mit duftenden Ölen und Salben ein. Die verwendeten Salben waren zahlreich und vielfältig und wurden hauptsächlich von den Priestern ausgegeben, die allein mit den Mysterien der Mischkunst vertraut waren. Von den Priestern, die als die ersten Parfümeure gelten können, lernten die Tempeldiener diese Kunst, sodann die gewöhnlichen Angehörigen des Volkes. Man muß bedenken, daß eine Arznei und ein Duftstoff für die alten Ägypter ein und dasselbe waren. Zur Zeit der Pharaonen schätzten die ägyptischen Frauen den Wert von Parfüms als Mittel ihrer Attraktivität; Hunderte von Formeln waren bekannt. Parfüms wurden angewandt, um Körpergeruch zu verdecken, Wohnungen und öffentliche Versammlungsplätze zu beduften, und um Haar und sogar Genitalien einzureiben.

Die Leidenschaft für Parfüms erreichte in Ägypten zur Zeit Kleopatras wahrscheinlich ihren Höhepunkt. Königin Kleopatra wandte Duftstoffe verschwenderisch an, was der ausschlaggebende Faktor in ihrem aktiven Geschlechtsleben gewesen sein mag. Nicht nur war sie die Liebhaberin von Julius Caesar und Marcus Antonius, sondern sie hat angeblich auch an einem einzigen Tag mit hundert Soldaten Fellatio getrieben! Sie war gewiß kein unbeschriebenes Blatt in der Kunst der Verführung: Als sie von Marcus Antonius aufgefordert wurde, ihm am Ufer des Tiber zu begegnen, tauchte sie die Segel ihres Bootes in Jasmin und andere schwere sinnliche Duftstoffe. Als ihr Boot anlegte, lud sie Marcus Antonius ein, an Bord zu kommen. »Sogar die Winde waren liebeskrank« , schreibt Shakespeare in »Antonius und Kleopatra«, und das mag der Grund dafür sein, daß Marcus Antonius von Kleopatra völlig verzaubert war und alle seine Pflichten und Bindungen an sein Land darüber vergaß.

Die Hebräer wurden in Ägypten als Sklaven gehalten und brachten nach ihrer Befreiung die Parfümeriekunst zu ihrem eigenen Volk. Parfüm war das Verführungsmittel, das Judith anwandte, als sie Holofernes in seinem Zelt aufsuchte, fest entschlossen, ihr Volk von seiner Unterdrückung zu befreien. An anderer Stelle im Alten Testament leben die Königin von Saba und König Salomon ihre erotischen und aromatischen Phantasien aus: »Mein Geliebter hat den

Geruch von Myrrhe; er soll die ganze Nacht auf meinen Brüsten liegen.« Andere bekannte Aphrodisiaka finden in den »Sprüchen« des Alten Testaments Erwähnung: »Ich habe mein Lager mit Myrrhe, mit Aloe und Zimt besprengt.«

Griechische Götter und römische Imperatoren

Viele herrliche und romantische Geschichten beschreiben den Ursprung der Anwendung von Düften, und keine ist charmanter als die griechische Version.

Die Göttin Aphrodite stieg aus den Wellen auf, und als sie ihrer Nacktheit gewahr wurde, pflückte sie einige Blütenzweige von einem Myrtenbusch, um sich zu bedecken. Deshalb, so heißt es, hat die Myrte Blätter in Form einer Vagina, deren äußere Lippen (labia majora) den »Myrtenlippen«, deren innere Lippen (labia minora) den »Myrtenfrüchten« verglichen werden. Aphrodite wurde als Göttin der Liebe, der Schönheit, der Sexualität und der Leidenschaft angebetet; sie beherrschte alle sinnlichen Dinge einschließlich des Wissens um die erregende Wirkung aromatischer Pflanzen. Von ihrem Namen leitet sich der Begriff »aphrodisisch« ab; der Name ihres Sohnes Eros gibt uns das Wort »erotisch«.

Nach der griechischen Sage kam die Parfümeriekunst zu den Menschen, als Aphrodites Zofe, Oenone, sie ihrem Liebhaber Paris anvertraute. Nachdem er sich mit Duftölen eingerieben hatte, gelang es Paris, die schöne Helena ihrem Mann Menelaos zu entführen. Als Helena schließlich nach Griechenland zurückkehrte, brachte sie die Parfümeriekunst mit. Ein anderer von Helenas Liebhabern, Alexandros, wurde durch Aphrodite aus dem Griff des eifersüchtigen Menelaos befreit, die ihn »mit der Leichtigkeit eines Gottes entführte, ihn in dichten Nebel hüllte und in seinem süßduftenden Schlafgemach niedersetzte.« Aphrodite vereinte sodann die Liebenden: »Sie ergriff Helenas süß duftendes Gewand und bewegte es heftig mit ihrer Hand. ›Komm hierher, Alexandros ruft dich ins Haus zurück. Er ist hier in seinem Schlafgemach, auf dem geschnitzten Bett, glänzend in seiner eigenen Schönheit.‹«

Nicht immer war Aphrodite so freundlich, denn als die Frauen von Lemnos ihr keine Ehrerbietung zollten, belegte sie diese mit dem Fluch eines üblen Geruchs, der bewirkte, daß ihre Männer sich von ihnen abwandten. Voller Verzweiflung über die Zurücksetzung erschlugen sie ihre Gesponse und waren zur Einsamkeit verdammt, bis Jason und seine Argonauten während eines wüsten Sturms auf der Insel landeten. So liebeshungrig waren diese Frauen, daß sie Gastfreundschaft um Beischlaf handelten. Aber um das möglich zu machen, mußten sie zuerst gewaltige Mengen von Spezereien auf dem Altar der Aphrodite verbrennen, nicht nur, um die Göttin zu besänftigen, sondern damit die sinnlichen Gerüche den üblen Geruch überdeckten, mit dem sie geschlagen worden waren.

Die alten Griechen kolonisierten Teile Italiens. In Sybaris badeten Männer und Frauen mehrmals täglich in duftendem Wasser. Es war diese Hingabe an körperliche Genüsse, die uns den Begriff »sybaritisch« (genußsüchtig) beschert. Als dann später die Römer begannen, ihr Imperium aufzubauen, und dabei Süditalien unterwarfen, gelangte die Parfümeriekunst nach Rom.

Die römische Göttin der Liebe und Sinnlichkeit war Venus. Auch sie war angeblich aus dem Meer hervorgegangen und hatte ihre Blöße mit Myrtenblättern bedeckt. Die drei ihr dienenden Grazien und ihr Sohn Cupido waren mit Myrtenblüten bekränzt; traten sie jedoch in Begleitung der Musen auf, so trugen sie Rosenkränze. Rosenessenz galt als »Blut der Venus«, und römische Tempel waren stets mit Rosen geschmückt. Venushügel ist der andere Name für Schamhügel, und nicht von ungefähr nennt man Venedig die »Stadt der Liebenden«.

Römische Feste zu Ehren von Bacchus, dem Gott des Weines und der Lust, waren kunstvoll geplante Anlässe, bei denen Rosen ein ebenso wichtiger Bestandteil waren wie Wein, Frauen und Essen.

Die Römer waren von der Rose besessen. Rosenwasser parfümierte die öffentlichen Bäder, floß in den Brunnen des kaiserlichen Palastes, Rosen wurden überall auf den Banketten verstreut. Sogar der Wein hatte einen Rosenduft – und die Kur für Völlerei? Rosenwasser!

Obwohl sie nicht die ersten Aromatherapeuten waren, wußten die Römer, daß Düfte im allgemeinen medizinische Eigenschaften besaßen. Die populärsten Rezepte waren auf Marmortafeln im Venustempel eingemeißelt. Im vierten Jahrhundert v. Chr. wurden Bräute vor der Hochzeit mit Duftölen eingesalbt. Die Römer entlehnten von den Ägyptern die Nutzung des öffentlichen Bades, das sie täglich aufsuchten. Ovid, der große Dichter zur Zeit von Kaiser Augustus, sagte den Römern: »Adonis ist ein Waldjunge, wurde aber der Liebling von Venus. Einfach durch Reinlichkeit solltet ihr danach trachten zu gefallen ...« Zur Zeit von Nero besaß Rom über 1000 »unctuaria« (Bäder, die sich auf die Anwendung von Duftstoffen spezialisierten). Neros Frau Poppäa badete in Eselsmilch. Sie war eine Dichterin und schrieb: »Ehefrauen sind außer Mode/in Mode sind Geliebte/Rosenblätter sind veraltet/Zimt wird jetzt begehrt.« Essen, Trinken, Baden und Lieben wurden nicht nur zugelassen, sondern sogar angebetet.

Einmal im Jahr wurden einen Monat lang die männlichen Genitalien zu Ehren des Gottes Liber angebetet. Der Monat dieses Phalluskultes fiel in die Jahreszeit, die dem Zeichen der Waage zugeordnet ist.

Die Römer verehrten die Genitalien als Weg zur Unsterblichkeit sowohl wegen ihrer zeugenden Kraft wie auch deswegen, weil man glaubte, durch das Erreichen der Höhen sexueller Ekstase zu einer spirituellen Vereinigung mit den Göttern gelangen zu können – wie es auch von denen geglaubt wurde, die das indische »Tantra« praktizierten.

Byzanz

Wo immer mächtige Imperien entstanden und zerfielen, haben wir auch Zeugnisse von Duftstoffen, die zu Sinnesfreuden angewandt wurden. Nach dem Zerfall des Römischen Reiches ging die Macht auf das östliche Imperium über. Byzanz wurde die Drehscheibe des Handels.

Haremsfrauen nahmen ausgiebig Duftstoffe für ihre Schönheit zu Hilfe, um ihren Herrn sexuell zu befriedigen, oder zur Milderung der Langeweile während der langen, heißen Tage, an denen es nichts zu tun gab, als sich auf eine Liebesnacht vorzubereiten. Gewürze wie Nelken und Ingwer wurden auf den Körper gerieben, denn die Haremsfrauen glaubten, daß diese Duftstoffe hatten, die Sexualkraft zu verstärken. Baden war nicht nur eine absolute Pflicht, sondern das wichtigste gesellschaftliche Ereignis des Tages, wo Dutzende von nackten Schönheiten sich die Zeit vertrieben. Das Baderitual dauerte mehrere Stunden, und anschließend »schlüpften sie sofort auf ihre Sofas, wo aufmerksame Sklaven sie in warme Tücher hüllten und ihnen Duftöle ins Haar gossen, das sie lose wanden, ohne zu versuchen, die Feuchtigkeit zu entfernen ... und es dann mit hübschen Tüchern oder besticktem Musselin bedeckten ... parfümiertes Wasser wird über Gesicht und Hände geschüttet, und die erschöpfte Badende sinkt in einen erquickenden Schlummer unter einer dünnen Decke aus Satin oder Daunen.«

Europa und die Neue Welt

In Europa gerieten Parfüms, obwohl sie von den Römern eingeführt worden waren, außer Mode und wurden erst wiederentdeckt, als die Kreuzfahrer von ihren Zügen zurückkehrten und ihre Ehefrauen mit deren verführerischen Erinnerungen in Wettbewerb treten mußten. Exotische Parfüms, die die Kreuzfahrer mit nach Hause brachten, wurden bei den Frauen populär; sie trugen sie auf, um den Gespenstern der arabischen Nächte den Garaus zu machen und die Zuneigung ihrer Ehemänner wiederzuerlangen.

»Mit der Renaissance erlebte die Parfümeriekunst einen gewaltigen Aufschwung … es war Männern und Frauen erneut erlaubt, offen auf die Suche nach Erotik zu gehen.«

Katharina von Medici war eine Liebhaberin der Düfte, besonders von Neroli, weshalb sie Setzlinge von Orangenbäumen aus ihrer Heimat Italien mit sich nahm, als sie Heinrich II. als Ehefrau nach Südfrankreich folgte. Trotz der Tatsache, daß Diana von Poitiers die junge und hübsche Geliebte des Königs war, schaffte es Katharina, ihm fünf Erben zu schenken.

Kaiserin Josephine liebte Düfte. Als in Martinique aufgezogene Kreolin war sie daran gewöhnt, Mandel- und Kokosnußöl aufzutragen, das mit berauschenden Aromen wie Jasmin und anderen schwer duftenden Blüten vermischt war. Sie war geradezu fanatisch hinsichtlich der Verwendung von Duftstoffen und tränkte die Wände ihres Schlafzimmers mit Moschus. Ihre Lieblingsblume war das Veilchen. Napoleon gab ihr Anweisung, nur Orangenwasser, Lavendelwasser und Eau de Cologne zu benützen, wenn sie ihn im Hauptquartier besuchte. Er begründete dies damit, daß der Duft ihrer Parfüms ihn zu sehr von der Planung seiner Strategien ablenkte. Wenn sie aber über längere Zeit hinweg getrennt gewesen waren, sandte er die Botschaft an sie: »Ich komme in drei Tagen zurück; wasche dich nicht«; so stark empfand er ihren natürlichen Körpergeruch. Als Josephine starb, ließ Napoleon Veilchen auf ihr Grab pflanzen, und in liebevoller Erinnerung an ihre Liebesnächte trug er stets ein getrocknetes Veilchen in einer goldenen Kapsel um den Hals.

Obwohl Duftkugeln ursprünglich medizinischen Zwecken dienten, trugen sie im siebzehnten Jahrhundert in Europa viele Frauen der oberen Stände ausschließlich dazu, um sich in eine Aura von Parfüm einzuhüllen und so die Aufmerksamkeit eines Liebhabers auf sich zu ziehen. Parfümierte Armbänder kamen in Mode, da es hieß, daß diese »durch ihre Düfte dazu führen, eure Gefangenen zahlreich sein zu lassen; zwar binden sie euch an den Armen, aber sie machen Männer zu euren Sklaven.«

Die Anwendung von Duftstoffen zu Zwecken der Verführung griff in Europa in solchem Maße um sich, daß das englische Parlament im Jahre 1570 sogar ein Gesetz beabsichtigte, um Männer davor zu bewahren, vom schwachen Geschlecht in eine Ehe gelockt zu werden.

»Jede Frau, gleich welchen Alters, die auf Grund und infolge eines solchen Aktes mittels Düften, Schminke oder Kosmetik einen Bürger zur Ehe zwingt, verführt oder betrügt ... soll die gesetzliche Strafe für Hexenwerk und ähnliches übles Tun erhalten, und eine solche Ehe soll als null und nichtig gelten.« Hexenjagden und der Puritanismus der Cromwellschen Herrschaft trugen viel dazu bei, die Neigung zu Parfüms, Sinnesfreuden und offener Sexualität auszumerzen.

Neue Wertschätzung erlebten die Parfüms während der Restauration. Populär war Orangenduft, der im Gedenken an Nell Gwynne, der Geliebten Charles' II., kreiert wurde, die eine Orangenverkäuferin gewesen war.

Anderswo in der Welt wandten Menschen ebenfalls Duftstoffe in ihrem Liebesleben an. Die Frauen in Senegal benutzen Ingwerknollen, um daraus Gürtel zu machen; sie wollten damit die eingeschlafenen Sinne ihrer Ehemänner erwecken. In Nordamerika machten die Indianer einen Tee aus Wacholderbeeren, den sie als Verhütungsmittel tranken. Bei Hochzeitsfeiern wurden große Töpfe von Yucca-Absud (Aloe vera) gebraut, so daß Braut und Bräutigam gegenseitig die zeremonielle Kopfwaschung vornehmen konnten.

Jede Kultur hat für ein erfüllendes Geschlechtsleben Duftstoffe angewandt. Nur in Zeiten der Unterdrückung und Angst ist die Anwendung und Wertschätzung sinnlicher Duftsubstanzen verlorengegangen.

»Der Mensch riecht und genießt nur die Düfte von Blumen und süßen Dingen. Süße Düfte sind die süßen Gefäße noch süßerer Gedanken.«

WALTER LANDOR

Kapitel drei
Bleibende Eindrücke

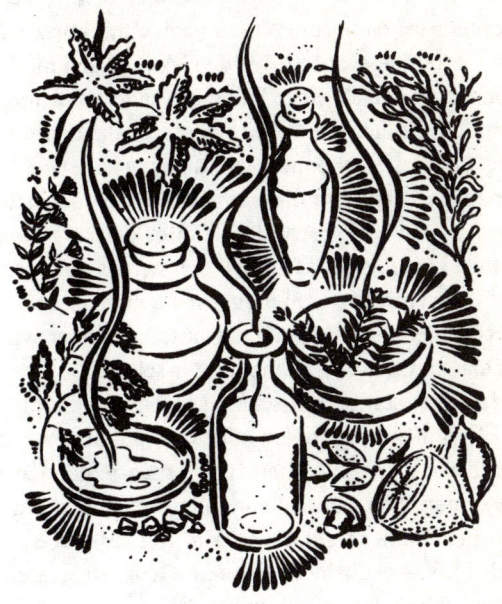

»Er fand sie, als sie in der Schönheit ihres Palastes
schlief. Sie erwachte beim Duft des Gottes, den sie im
Angesicht seiner Majestät einsog. Als er vor sie trat,
erfüllte sie der Anblick seiner Schönheit mit Freude.
Seine Liebe drang in ihre Glieder ein, die der Duft des
Gottes überflutete.«

Aus einer Inschrift an der Wand einer Kammer
in den ägyptischen Pyramiden

Wie Sie Ihren natürlichen Körpergeruch verstärken können

Jeder von uns hat seinen eigenen »Geruch«, der so einzigartig ist wie unser Fingerabdruck. Wir sind meistens nicht in der Lage, ihn selbst zu erkennen, da unsere Nasen nach einer kurzen Zeitspanne von einem Geruch »gesättigt« werden. Auch Parfüm, das wir auftragen, können wir nach einer halben Stunde nicht mehr riechen, während andere Menschen es noch Stunden danach wahrnehmen. Einzigartig persönlich, können wir unseren eigenen Geruch nur dann ausmachen, wenn wir ein getragenes Kleidungsstück aus der Garderobe nehmen und feststellen, daß es gereinigt werden muß. Das ist jedoch unser »alter« Geruch, den wir als unangenehm empfinden und mit dem wir uns nicht gerne identifizieren. Unsere »frische« Duft-Visitenkarte nehmen wir mit, wo immer wir hingehen, und durch sie sind wir unverkennbar wir selbst.

Der Geruch hat starke erotische Assoziationen, und wir können zu einem Menschen hingezogen oder von ihm abgestoßen werden, je nachdem, wie er riecht. Ebenso wie man jemanden wegen der Weichheit seiner Haut lieben kann, kann man auch jemanden wegen des Geruchs seiner Haut lieben. Ein Teil der Liebe zu einem anderen ist die Liebe zu seinem Geruch. Genauso wie es schwierig sein mag, mit jemandem zusammenzuleben, dessen Stimme unangenehm laut oder schrill ist, mag es unmöglich sein, mit jemandem zu leben, dessen Körpergeruch unangenehm ist. Manche nordafrikanischen Stämme legen dem persönlichen Geruch so viel Wert bei, daß ein Mann sich unverzüglich von seiner Frau scheiden lassen kann, wenn sie nicht »richtig« riecht.

Unser persönlicher Geruch kann beeinflußt werden: durch Essen, Alkohol, Kaffee und andere anregende Getränke, Zigarren- oder Zigarettenrauch und so fort, aber auch durch unsere mentalen und spirituellen Einstellungen. Ärger oder Angst können beispielsweise

Ihren Geruch verändern, da Ihr Körper Adrenalin ausschüttet. Im akuten Zustand mag diese chemische Veränderung unbedeutsam sein, wird sie jedoch durch Arbeitsüberlastung chronisch, dann kann der chemische Haushalt Ihres Körpers sich so verändern, daß Ihr Partner den Menschen, in den er sich verliebt hat, nicht mehr »erkennt«.

Akupunkteure lernen verschiedene Körpergerüche zu erkennen und sind damit fähig, den Geruchssinn zur Diagnose einzusetzen. Spirituelle Harmonie durchdringt angeblich den Körper mit einem wunderbaren Geruch. Berichten aus Indien zufolge bleibt nach dem Tode eines heiligen Mannes manchmal ein herrlicher Blumenduft zurück.

Es ist interessant zu vermerken, daß die Japaner, die seit langem täglich entspannende Bäder in parfümiertem Wasser genießen, nicht unter den Armen riechen – es gibt zwar einige Ausnahmen, aber im allgemeinen könnte ihr Verständnis von der Notwendigkeit, Harmonie in ihrem Alltagsleben zu erzeugen, sowie ihr bewußtes Bestreben, das »Wa« (Harmonie) nicht zu stören, über die Jahrhunderte hinweg eine systematische physiologische Veränderung verursacht haben.

Sexuelle Erregung läßt alle Arten von erotischen Gerüchen vom Körper ausstrahlen - aus dem Atem, von der Haut und besonders von den Genitalien. In vielen erfüllenden Partnerschaften sind die Partner in der Lage, den anderen am Geruch zu erkennen, denn das körpereigene »Parfüm« ist in der Tat eine ausdrucksvolle Methode der nicht-verbalen Kommunikation. Ein Experiment, bei dem Scheidenflüssigkeit der Frau auf ihre Brust aufgetragen wurde, führte sie und ihren Partner zu mehr Sex (berichtet im »British Journal of Sexual Medicine«). Weitere Forschung über die weiblichen Intimgerüche hat gezeigt, daß Männer den Geruch der Vagina zur Zeit des Eisprungs bevorzugen.

Sexuelle Erregung bewirkt, daß aus Haut, Atem, Brustwarzen und Geschlechtsorganen erotische Gerüche freigesetzt werden, und diese »natürlichen Körperparfüme« können durch den subtilen Einsatz von ätherischen Ölen verstärkt werden. Die Kurtisanen des mittelalterlichen Europa tupften gerne ein wenig von ihrer Scheidenflüssigkeit als Parfüm hinter ihre Ohren und auf ihren Hals und stellten fest, daß sie dadurch starke sexuelle Anziehungskraft besaßen.

Das Verständnis der Beziehung zwischen Sinnlichkeit und Düften ist seit langem von den Parfümherstellern der Welt genutzt worden, obwohl das Marketing der jeweiligen Modeströmung unterliegt. Maurice Roger, der Top-Parfümeur von Dior, sagt: »Die Idee sinnlicher Weiblichkeit ist ein Phänomen unserer heutigen Gesellschaft, und die Art, wie man Sinnlichkeit ausdrückt, hängt vom Entwicklungsstand einer Kultur ab. Wir haben heute eine sanftere Stimmung, in der die Persönlichkeit einer Frau durch ihren Duft zum Vorschein kommen kann, anstatt daß sie etwas Äußerliches zu Hilfe nehmen muß. Sinnlichkeit ist heutzutage kein vulgäres Verströmen aufgedonnerter Sexualität, sondern eine Mischung von Charakter und Geist.«

Der Geruchssinn wird mit dem »sechsten Sinn« in Verbindung gebracht, was uns anzunehmen erlaubt, daß unser sechster Sinn durch die regelmäßige Anwendung ätherischer Öle in einer Liebesbeziehung entwickelt werden könnte, wodurch wir leichter wahrnehmen würden, was unser Partner braucht und möchte. Auf diese Weise könnten Paare eventuell die Aromatherapie benutzen und bewußt ihre Wahrnehmung natürlicher Düfte entwickeln, um mehr »im Einklang« miteinander zu sein und damit fähiger, auf die sexuellen Bedürfnisse des anderen einzugehen.

Genauso wie die Körpersekrete unserem Partner signalisieren, daß wir für Sex empfänglich sind, könnten wir bestimmte Essenzen in derselben Weise verwenden. Wenn beispielsweise Rose oder Sandelholz während des Liebesaktes angewandt und damit assoziiert werden, so sollte es nach einer Weile möglich sein, das Liebesspiel damit einzuleiten, daß man etwas Sandelholz oder ähnliches aufträgt, so daß wir immer dann, wenn wir eine »Liebesnacht« herbeiführen wollen, dieselbe Essenz anwenden könnten, um die gewünschte Reaktion zu erhalten. Warum sollte man ein tierisches Pheromon wie das kürzlich angepriesene »Boar Mate« auftragen, wenn man kein Schwein anziehen möchte (Boar Mate = dt. Eberpartner, Anm. des Übersetzers), sondern ein liebevolles und einfühlsames menschliches Wesen? Warum nicht Sandelholz benutzen, das dem natürlichen Körperpheromon zum Verwechseln ähnlich und damit ein sexueller Lockstoff ist, das aber in der tantrischen Praxis nicht nur wegen seiner erotischen, sondern auch wegen seiner spirituell erhebenden Eigenschaften Anwendung fand.

> »Nicht nur hinter den Ohren,
> er badet richtig
> in einem großen, vergoldeten Zuber
> und taucht seine Füße
> und Beine in köstliche ägyptische Salben.
> Sein Kinn und seine Brust reibt er mit dickem
> Palmenöl ein, und seine beiden Arme mit einem
> Auszug von süßer Minze,
> seine Brauen und sein Haar mit Majoran,
> seine Knie und seinen Hals mit einer Essenz
> aus gemahlenem Thymian.«
>
> ANTEA ANTIPHANES

Die heutigen Parfümhersteller bieten, um ihre Gewinne zu erhöhen, eine vollständige Palette von Toilettenartikeln mit derselben Duftnote an. Obwohl das Gleichbleiben des Aromas »sicher« und technisch anspruchsvoll ist, ist es für Liebespartner eher langweilig, da sie sich bereits nach 20 Minuten an ein Aroma gewöhnen. Genauso wie ein geschmacklich vielfältiges Mahl die Geschmackspapillen bis zum letzten Bissen anregt, kann Ihr Körper mit verschiedenen subtilen, aber erotischen Aromen parfümiert sein, die den Geruchssinn Ihres Partners für die unterschiedlichen Nuancen wachhält, die die verschiedenen Bereiche Ihres Körpers ausströmen.

Das Einsalben mancher Körperteile mit einer Auswahl von Duftstoffen ist eine Kunst, die durch die Geschichte hindurch in vielen Kulturen gepflegt wurde. Die alten Araber glaubten, daß vier Bereiche des Körpers parfümiert werden sollten: Mund, Nase, Achselhöhlen und Geschlechtsteile. Die Römer trugen nicht nur Duftstoffe auf die Haare auf, sondern auf den ganzen Körper – sogar auf die Fußsohlen. Die Raffiniertesten ahmten die epikuräische Angewohnheit nach, für jeden Körperteil ein anderes Parfüm zu verwenden.

Heutzutage haben wir eine viel größere Auswahl an Essenzen als alle vorangegangenen Kulturen, und unsere Wahl kann sich entweder allein auf den Geruch oder auf die physiologische Wirkung eines Duftstoffs stützen, oder auf beides.

> *»Die Liebespaare der Vergangenheit überschütteten ihre Körper und Haare mit Düften; sie gossen Parfüms auf den Boden, verbrannten Spezereien; sie trugen parfümierte Handschuhe und Kleider; sie badeten in Duftwasser. Sie trugen Ringe, die kleine Duftmengen verspritzten, wenn der Partner sich bückte, um die Hand zu küssen; sie drückten die Lippen des Partners auf parfümierte Brustwarzen, ließen Parfüm in ihre Nabelgruben rinnen und gaben sich aromatischen Phantasien hin.«*
>
> LESLIE MATTHEWS, »The Antiques of Perfume«

Gehen Sie auf der Suche nach den Essenzen, die die Sinneslust Ihres Partners inspirieren, in die Geschichte zurück.

Denken Sie daran, daß das Parfümieren behutsam geschehen muß, denn die Nase Ihres Partners wird ganz in der Nähe sein. Stellen Sie ein ganzes »Festmahl« von Aromen zusammen, wobei Sie berücksichtigen, daß die Nase einer Geruchsnote rasch überdrüssig wird. Seien Sie mutig – parfümieren Sie die Haare, Lippen, den Nacken und sogar die Fußsohlen und vergessen Sie nicht, nur Essenzen zu wählen, die für die Haut sicher sind, und tragen Sie auf die Geschlechtsteile nur solche Essenzen auf, die die Schleimhäute nicht reizen (siehe Kapitel 8).

– Verdünntes Rosenöl ist perfekt für die Brustwarzen – die Entscheidung, ob Sie es mit Wasser oder Kamelienöl verdünnen, liegt bei Ihnen.

– Um Ihr Schamhaar zu parfümieren, tragen Sie etwas Neroli oder Patschuli auf eine Haarbürste mit weichen Borsten auf, die speziell für diesem Zweck bestimmt ist, und bürsten sie durch.

– Ihre Schenkel können mit verdünntem Vetiver oder Patschuli parfümiert werden; verwenden Sie Jasmin um die Taille oder für den Nabel, Muskatellersalbei für Brust und Hals, und Sandelholzöl für die Genitalien.

– Myrte rötet die Haut, was bedeutet, daß es an den Stellen, wo es aufgetragen wird, Hitze verursacht. Sie können etwas verdünnte Myrte auf die Innenseite der Schenkel oder auf die Schamlippen auftragen; es ist besonders gut dort anzuwenden, da nach der griechischen Sage es die Myrte war, die die Göttin Aphrodite benutzte, um ihre Blöße zu verbergen. Zur Verdünnung nehmen Sie nicht mehr als 2 oder 3 Tropfen auf einen Teelöffel fettes Trägeröl.

– Schwarzer Pfeffer ist ebenfalls ein rötendes Öl und kann in derselben Weise wie Myrte angewendet werden, oder man kann eine winzige Menge in ein Massageöl mischen, das man auf die Genitalien aufträgt. Es hat eine warme, würzige Duftnote und mischt sich gut mit verschiedenen anderen Ölen (siehe Kapitel 8).

Im alten Ägypten fand Parfüm weite Verbreitung – weit über hundert verschiedene Parfümformeln waren bekannt und wurden sowohl zum Überdecken von Körpergerüchen wie auch als sexuelle Lockmittel benutzt.

In der tantrischen Praxis wird die Frau vor dem Beischlaf als Verkörperung der schöpferischen Kraft – Shakti – verehrt. Ihre Körperteile werden sodann mit verschiedenen Essenzen eingerieben, um ihrer schöpferischen Rolle Ehre zu erweisen und ihren Geist anzuheben, damit sie sich als Göttin manifestieren kann. Im »Ritual der fünf Essenzen« (so genannt, weil damit alle fünf Sinne angeregt werden) wird das feinste Jasminöl auf die Hände aufgetragen, Patschuliöl auf Hals und Gesicht, Ambra oder Moschus auf die Brüste, Speiknarde auf das Haar, Moschusochsenöl auf die Geschlechtsteile, Sandelöl auf die Schenkel und Safranöl auf die Fußsohlen. Beim Mann wurde Sandelholzöl oder -paste auf Stirn, Hals, Brust, Nabel, Genitalien, Oberarme, Schenkel, Hände und Füße aufgetragen.

Die alten Texte erwähnen kaum Mundspülungen oder das Parfümieren der Lippen; möglicherweise machte der tägliche Verzehr von aromatischer Nahrung das Parfümieren des Mundes überflüssig. Heute jedoch machen unsere Eßgewohnheiten bisweilen eine Mundspülung notwendig. Eine Mundspülung verfolgt zwei Zwecke: die Neutralisierung von Keimen, die Mundgeruch verursachen können, und die Anregung des Geruchssinns, die dem Anwender erlaubt, »den Duft der Götter einzuatmen«. Um beide Zwecke gleichzeitig zu erfüllen, mischen Sie einen Tropfen Rose mit zwei Tropfen Bergamotte (siehe Kapitel 8).

Parfümieren Sie Ihre Lippen mit in Kamelienöl verdünnter Rose – das glättet sie, während es göttlich schmeckt und riecht.

Die Damen des achtzehnten Jahrhunderts zogen den Mundspülungen duftende Pastillen vor, die in den meisten Apotheken und Parfümerien erstanden werden konnten. Wer sich keine Pastillen leisten konnte, versüßte seinen Atem, indem er Gewürznelken kaute; ihr Geruch und Geschmack kommt vom Gehalt an ätherischem Öl. Auch heute noch ist das Kauen von Gewürznelken das billigste und zuverlässigste Mittel zum Auffrischen des Atems. Sie bewirken jedoch mehr als lediglich frischen Atem: Sie enthalten ein starkes Antiseptikum, das Mundgeschwüre heilen und Zahnschmerzen lindert kann.

Nelkenblütenöl reizt die Haut und eignet sich nicht zur Massage, wenn aber 1 oder 2 Tropfen auf einen Teelöffel Kamelienöl oder ein anderes fettes Trägeröl kommen, wird die Mischung beim Auftragen auf die Geschlechtsteile ein warmes Glühen verursachen.

Die Königin von Saba hatte eine berühmte Liebesaffäre mit dem König Salomon. Saba, auch bekannt als das Land Lunt, war reich an aromatischen Pflanzen. Die Königin tauschte viele aromatische Substanzen und Kostbarkeiten mit König Salomon, bevor sie in ihr eigenes Land zurückkehrte. In seinem brillianten Buch »Scents and Sensuality« erlaubt sich Max Lake in der Nacherzählung der biblischen Geschichte von Salomons Zusammentreffen mit der Königin von Saba einige journalistische Freiheiten:

> *Mein Liebhaber hob die Hand an das Schlüsselloch*
> *und mein Körper erzitterte und bewegte sich.*
> *Ich stand auf, um meinen Geliebten zu begrüßen.*
> *Meine Hände tropften von Myrrhe,*
> *Finger aus süßer Myrrhe ergriffen die Klinke.*«

Das Parfümieren persönlicher Gegenstände

Wickeln Sie ein Geschenk an Ihren Partner – in Duft ein! Nehmen Sie einen stabilen Karton, in den das Geschenk paßt. Einen Tag, bevor Sie es verschicken, stellen Sie eine Untertasse auf den Boden des Kartons, auf die Sie ein mit ein paar Tropfen Jasmin, Rose oder Patschuli parfümiertes Stück Stoff gelegt haben. Schließen Sie den Deckel und lassen Sie den Karton so über Nacht stehen.

Am nächsten Tag nehmen Sie die Untertasse und den Stoff fort. Sie werden feststellen, daß der Karton den Duft angenommen hat. Wenn Sie anschließend Ihr Geschenk in den Karton tun, wird es in Duft gehüllt sein. (Das eignet sich besonders für Körperwäsche, ein kuscheliges Spielzeug oder ein Papierprodukt wie ein Buch – nicht jedoch für Zigarren oder Delikatessen.)

Auf ähnliche Weise kann man Briefpapier parfümieren. Wenn Sie Ihrem Geliebten eine Weile fern sein müssen, vermitteln Ihre Briefe nicht nur mit Worten Ihre tiefsten Gefühle, sondern der dem Papier entströmende Duft weckt weitere Erinnerungen an Sie. Seit Venus gilt die Rose als traditioneller Duft von Liebenden und Rosenöl ist die ideale Essenz, um einen einen Liebesbrief zu parfümieren.

Duftende Tinte läßt sich leicht herstellen, solange man keine schweren, zähflüssigen Öle verwendet. Ylang-Ylang oder Myrte sind sehr wirksam und recht stark – fügen Sie genügend viele Tropfen Öl hinzu, um die für Ihre Nase angenehme Duftstärke zu erreichen. In der Regel nimmt man 5 Tropfen ätherisches Öl pro Teelöffel (oder 5 ml) Tinte und mischt gut durch. Für Tinte besonders geeignete Essenzen sind Geranie, Bergamotte, Ylang-Ylang, Muskatellersalbei und Myrte. Geranie ist das beste, wenn sie stark verdünnt wird (2–3 Tropfen je 5 ml reichen aus). Myrtenöl ergibt eine wunderbar parfümierte Tinte, wenn 10 Tropfen auf jeden Teelöffel kommen. Da ätherische Öle Gummi zersetzen, wenn sie lange damit in Kontakt bleiben, soll kein Füller benutzt werden. Ein altmodischer Federhalter ist ideal und kann nach jedem Duft gewaschen werden, falls Sie jede Seite Ihres Briefes anders zu parfümieren wünschen.

Körperwäsche ist leicht zu parfümieren. Sie kann Ihre persönliche Note bekommen, wenn Sie beim letzten Spülgang in der Maschine ein Duftwasser hinzufügen (siehe Kapitel 8). Benutzen Sie die Öle, bei denen Sie sich sexuell angeregt fühlen. Tun Sie sie in eine Flasche Wasser, schütteln Sie diese gut durch und fügen Sie die

Mischung in das letzte Spülwasser, wenn Sie feine Körperwäsche mit der Hand waschen. Nehmen Sie keine sehr dicken Öle, da diese sich nicht gut mit Wasser vermischen, oder dunkle Öle wie Patschuli, die das Gewebe verfärben könnten.

Parfümierte Laken sind äußerst erregend und sehr persönlich. Eine einfache Weise, Laken zu parfümieren, ist, das Unterlaken wie gewohnt aufzuziehen und es dann leicht, beispielsweise mit einem Wasservernebler für Pflanzen, mit einer Mischung aus Quellwasser und dem gewünschten Öl zu besprühen – Neroli oder Ylang-Ylang (siehe Kapitel 8). Lassen Sie das Bett eine halbe Stunde aufgedeckt, wenn der Raum warm ist – etwas länger, wenn er kalt ist. Machen Sie dann das Bett wie gewohnt. Kopfkissen können insgesamt in ähnlicher Weise subtil parfümiert werden; um einen stärkeren Duft zu erhalten, nimmt man ein Stück Gaze oder Mull von derselben Größe wie das Kissen oder etwas kleiner, besprüht es mit ätherischem Öl und tut es dann in den Kissenbezug, damit der Duft durchsickern kann. Auch hierbei verwendet man keine dunklen ätherischen Öle wie Patschuli, da das Flecken verursachen kann.

Es gibt verschiedene Weisen, um ein Schlafzimmer zu beduften – eine Methode wäre, einen elektrisch beheizten Zerstäuber zu benutzen, in den Sie etwas Rosenessenz, Jasmin, Myrte oder ein anderes beliebiges Öl tun. Das ist ideal für Schlafzimmer, da der Zerstäuber eine Stunde vor dem Zubettgehen angeschaltet werden kann, um Sie und Ihren Partner im Bett zu begrüßen. Duftlampen sind heutzutage sehr populär und auch preisgünstig, dürfen aber nie alleingelassen werden. Eine einfachere Methode ist die, einen oder zwei Tropfen ätherisches Öl auf eine Heizung zu geben oder in eine Schale heißen Wassers.

Die Kaiserin Josephine hatte eine viel länger wirkende Methode, ihr Schlafgemach zu beduften – sie ließ ihre Tapeten mit Moschus tränken. Es heißt, daß Touristen, die ihre Gemächer besichtigen, den Geruch immer noch wahrnehmen können.

Englische Damen des achtzehnten Jahrhunderts erfüllten ihre

Räume mit starken und sinnlichen Duftstoffen wie Moschus und Ambra, die aus bestrichenen Blasebälgen kamen.

Parfümieren Sie Ihre Garderobe und Schubladen mit Ihren Lieblingsdüften, so daß von Ihren Kleidern ganz leicht »Ihr« Duft ausströmt. Mit Duftsäckchen können Sie auf die einfachste Art Kleider, Schubladen und Kleiderschränke parfümieren: Versprühen Sie ätherische Öle wie Rose, Myrte, Jasmin oder jedes andere beliebige Öl auf einen Wattebausch und tun Sie diesen in eine fettdichte Tüte, in die Sie mit einer Nadel ein paar Löcher stechen. Legen Sie diese in die Schublade oder hängen Sie sie in den Kleiderschrank.

Immer noch leicht zu machen, aber etwas Nähkunst verlangend, ist ein seidener Duftbeutel. Nehmen Sie dazu ein kreisrund ausgeschnittenes Stück Seide (oder einen anderen leichten Stoff) von 12 cm Durchmesser. Nähen Sie einen Saum und legen Sie in die Mitte einen Wattebausch, der leicht mit Öl besprüht wurde. Ziehen Sie den Stoff über den Bausch und nähen Sie fest zu. Vervollständigen Sie das ganze mit einem dünnen Band, an dem Sie den Duftbeutel an einen Kleiderbügel hängen können.

Benutzen Sie dauerhafte Düfte wie Ylang-Ylang, Rose, Patschuli, Geranie, Myrte, Jasmin, Weihrauch oder Sandelholz. Oder verwenden Sie Sandelholz als Fixativ, um leichteren Ölen wie Neroli, Orange oder Bergamotte mehr Dauer zu geben. Sandelholz ist ein natürliches Fixativ, das sich in vielen Parfüms befindet, da es dickflüssig und schwer ist und langsam verdunstet. In der Regel sind Öle, die zähflüssig sind – dickflüssig und schwer – gute Fixative.

Vorbereitungen zum Fest

> »Er ließ vier Tauben los, deren Schwingen mit Düften
> aller Art getränkt waren - jeder Vogel trug seine ihm
> eigenen Süßigkeiten. Diese Tauben kreisten in den
> Lüften umher und ließen auf uns einen Schauer von
> süßen Essenzen herabfallen, der Kleider, Möbel und
> Diener alle miteinander durchdrang.«

XENOPHANES,
griechischer Dichter und Philosoph,
4./5. Jh. v. Chr.
(zitiert nach Rimmel)

Kaiser Nero hatte eine offenkundige Schwäche für Parfüms. Im
Speisesaal seines Palastes hatte er in den Wänden eine verborgene
Sprühanlage installieren lassen, aus der seine Gäste mit einem fei-
nen Nebel erotischer Düfte berieselt wurden.

Rose war die Hauptduftnote, die bei römischen Banketten zur
Anwendung kam. Rosenblüten wurden reichlich auf den Boden ge-
streut und sogar in die Kissen gefüllt, so daß der sich zurückleh-
nende Römer in einen zarten Duft eingehüllt wurde, der mit der
Abendstimmung verschmolz.

Die römischen Freß- und Sexorgien sind legendär, und obwohl
gutes Essen dazu beitragen kann, daß man sich »in Stimmung«
fühlt, kann nach einem reichlichen Mahl nicht nur die Verdauung,
sondern auch der Liebesgenuß ruiniert werden. Die für die Liebe
benötigte Energie wird durch die Verdauung abgezogen, was Übelkeit und sogar Erbrechen verursachen kann. Die Römer achteten
nicht sehr darauf, da sie für solche Fälle einen besonderen Spuck-
napf besaßen.

Wie man sein eigenes römisches Festessen vorbereitet

Für ein römisches Mahl, das einem Kaiser Ehre machen würde – in diesem Fall Ihnen beiden – decken Sie den Tisch reichlich mit Vorspeisen: Käse, Salami, kleine Pizzas, gegrillter Fisch, Artischocken, Oliven – was immer beiden von Ihnen schmeckt – und etwas (nicht zu viel) Wein. Wenn alles vorbereitet ist, brauchen Sie nicht die Gesellschaft Ihres Partners zu verlassen, um Nachschub zu holen.

Da die Römer so sehr die Rose liebten, sollte der Rosengeruch der dominierende Duft bei diesem Mahl sein. Bereiten Sie viel Rosenwasser vor, indem Sie einen Tropfen Rosenöl auf eine Flasche Wasser geben und diese kräftig schütteln, bevor Sie das Rosenwasser in hübsche Schälchen gießen, mit denen Sie den Tisch schmücken. Lassen Sie ein paar Blütenblätter auf dem Wasser schwimmen – selbst wenn Sie dazu eine Rose kaufen und zerpflücken müssen, ist die Wirkung das wert. Tupfen Sie Rosenöl auf Stoffbänder und binden Sie diese um die Stuhlbeine, Vorhänge, Türklinken, oder legen Sie sie über einen warmen Heizkörper. Sie brauchen natürlich keine Toga zu tragen, sondern eher etwas Durchsichtigeres.

Ein Geschmack von Indien

Alle indischen Speisen enthalten aromatische Gewürze. Um Ihr eigenes aromatisches Mahl für Zwei zu kreieren, treffen Sie eine Auswahl der zu servierenden Köstlichkeiten und tüfteln dann aus, welche Gewürze Sie dazutun wollen. Scharfe indische Gerichte (die man im voraus in vielen indischen Restaurants bestellen kann) werden durch indische Gewürze erst richtig lebendig. Wenn Sie keinen Safran-Reis bekommen, können Sie in manchen Duftläden frisches Lemongrass kaufen, das dem Reis eine feine würzig-zitronige Note gibt. Das Hindiwort für Rose ist »gulab«; Gulab Jamon wäre damit ein geeignetes Dessert. Viele indische Würzmittel gelten auch als aphrodisisch: Kardamom, Schwarzer Pfeffer, Nelkenblüte, Zimt. Sie alle finden sich im Tschai, einem Gewürztee aus einer besonderen Mischung von Gewürzen mit Zucker und heißer Milch.

Für ein besonderes und denkwürdiges indisches Mahl beduften Sie das Eßzimmer mit Rose, Jasmin, Sandelholz und Patschuli. Rosenwasser in einer hübschen Schale mit einigen darin schwimmenden Rosenblüten ist ein wunderschöner Blickfang. Tun Sie etwas Rosenöl auf ein Stoffband und legen Sie es auf die Heizung, falls es eine kalte Winternacht ist.

Wenn Sommernächte dazu einladen, das Fenster offen zu lassen, hängen Sie einige mit Jasminöl (oder irgendeiner anderen indischen Essenz) besprühte Bänder in die Nähe des offenen Fensters, so daß der Luftzug den Duft leicht im Raum verteilen kann.

Chinesischer Jasmin

Jasmin wächst nicht nur in Indien, sondern ist in China sehr verbreitet; für ein köstlich duftendes chinesisches Essen nehmen Sie deswegen Jasmin als Hauptduftnote.

Jasminöl sollte mit Bedacht verwendet werden, da es einen Stoff namens Indol enthält (dem ähnlich, der auch in Kot zu finden ist); zu viel davon kann Übelkeit verursachen. Wenn es behutsam verwendet wird, ist es jedoch ein köstlich sinnlicher Duft. Machen Sie reichlich Jasminwasser, indem Sie einen Tropfen Jasminöl auf eine große Flasche Wasser geben, diese kräftig schütteln und das Duftwasser in kleine Porzellanschalen gießen. Bevor Sie den Tisch decken, besprühen Sie das Tischtuch ein wenig mit Nelkenblütenwasser, da Nelkenöl eines der wichtigsten Gewürze in der chinesischen Küche ist. Duftnoten, die sich gut mit Jasmin mischen, sind Geranie und Orange.

Wenn Sie keine gute Köchin sind, sollten Sie darüber nicht verzweifeln, da chinesisches Essen in guten China-Restaurants bestellt werden kann, so daß Sie Ihre Mühe darauf verwenden können, eine schöne und liebevolle Atmosphäre zu schaffen. Beenden Sie das Essen mit einem chinesischen Tee.

Sinnliche Zufluchtsorte

Das Bad

Ein stilles Badezimmer, das von einer freundlich flackernden Kerze beleuchtet wird, ist ein Zufluchtsort vor den Sorgen der Welt – ein Ort, an dem man sich entspannen, meditieren und die sorgenvollen Gedanken fahrenlassen kann, die wie die duftenden Essenzen von der Wasseroberfläche verdunsten.

Verwandeln Sie den flüchtigen Vorgang der Reinigung in ein genüßliches Ritual, indem Sie Aphrodites geliebte Myrte oder Venus' Rosenduft hinzufügen und den Düften erlauben, Ihren Körper und Geist einzuhüllen – und dabei wunderschönen, sinnlichen Gedanken nachgehen. Selbst wenn Sie keinen Grund dafür finden, warum Ihr Partner Sie liebt – seien Sie froh, daß es so ist. Und wenn Sie sich selbst nicht lieben, weil es Ihnen an Selbstvertrauen mangelt oder wegen Ängsten oder negativer Programmierung – jetzt ist der richtige Moment, um Gedanken zu denken, die Sie bereichern. Stellen Sie sich vor, daß Sie eine Göttin sind und ganz und gar Liebe und Anbetung verdienen, und denken Sie daran, was Sie sich wünschen, wenn Sie und Ihr Partner das nächstemal zusammenkommen.

Wenn Sie den Duft von Lavendel, Bergamotte, Neroli oder Geranie wählen, können Sie sogar die Zellen Ihres Körpers nähren, während Sie den Spannungen des Tages den Laufpaß geben. Um den müden Leib für eine Liebesnacht zu beleben, benutzen Sie Rosmarin, Muskatellersalbei, Niaouli oder Zitrone.

Ein Bad ist ein wunderbarer Zufluchtsort in Zeiten, wenn man keine Lust auf Sex hat – vielleicht fühlen Sie sich traurig oder kummervoll, oder in der Kommunikation zwischen Ihnen und Ihrem Partner fehlt etwas. Dann mag das Durchtränktwerden von diesen heilenden und belebenden Essenzen gerade das richtige sein, damit Sie über die Runden kommen, auf den anderen eingehen können und in der Lage sind, den Sorgen gegenüber die innere Haltung einer Scarlett O'Hara einzunehmen: »Morgen ist auch ein Tag.«

Das Schlafzimmer

Manchmal wird ein Ausflug ins Reich der Phantasie fruchtbarer sein als ein analytischer Blick auf Ihre gegenwärtigen Probleme. Aromatische Dämpfe, Massage, milde flackernde Kerzen – alles kann die Phantasie einer Reise auslösen.

So als betrete man ein dufterfülltes Märchenland, kann man seine Probleme hinter sich zurücklassen und sich in eine Welt vorwagen, wo Düfte vergangener Jahrhunderte den Geruchssinn einhüllen und schlafende Leidenschaften wecken.

Sandelholz ist auch heute noch dasselbe wie vor Tausenden von Jahren.

>*Im Raum der Lust, geschmückt mit Blumen und duftend von Parfüm, in der Gegenwart seiner Freunde und Diener, sollte der Bürger die Frau empfangen, die frisch gebadet und gekleidet kommen wird. Schließlich, wenn die Frau von Liebe und Verlangen überwältigt sein wird, sollte der Bürger die Anwesenden entlassen. Danach sollte der Bürger mit seiner eigenen Hand auf den Körper der Frau etwas reines Sandelholz auftragen.«*

>»Kama Sutra«

Planen Sie einen Abend voller Genuß und ohne Scham. Außer in der Mitte eines wirklich heißen Sommers kommt die Temperatur in unserer Gegend nicht an die eines milden indischen Abends heran. Deshalb sollten Sie einen elektrischen Heizofen für das Schlafzimmer erwerben. Selbst im Sommer sollte die Temperatur im Schlafzimmer 30 Grad betragen, damit man genüßlich mehrere Stunden nackt sein kann – die Notwendigkeit, unter die Decke zu schlüpfen, um sich aufzuwärmen, stört die Traumreise erheblich.

Hat man die gewünschte Temperatur erreicht, so ist die nächste Überlegung die Wahl der Düfte. Jedes der folgenden Öle kann als Raumparfüm verwendet werden: Patschuli, Rose, Jasmin, Nelkenblüte, Sandelholz, Zimt, Kardamom – alle stammen aus Indien und rufen die Vorstellung eines indischen Sommers wach. Bedecken Sie das Bett mit einem frischen Laken, das Sie zuvor mit einem Duftwasser besprüht haben, und lassen Sie Wärme und Duft Ihrer Phantasie die Richtung geben

Haremsnächte

»Ich kenne die Geheimnisse der Liebe …
Die Nacht hindurch stoße ich meinen Liebesruf aus…
Ich setze die Rose in Bewegung und bewege die Herzen
der Liebenden. Ständig lehre ich neue Mysterien
Wenn die Rose im Sommer in die Welt zurückkehrt,
öffne ich mein Herz der Freude. Meine Geheimnisse
sind nicht allen bekannt, aber die Rose kennt sie.
Ich denke an nichts außer an die Rose, ich wünsche
nichts als die rote Rose…
Kann die Nachtigall auch nur eine Nacht ohne den
Geliebten leben?«

FARIDUDDIN ATTAR,
»Das Parlament der Vögel«

Ein Schild an der Schlafzimmertür heißt »Tor zur Glückseligkeit«. Sobald Sie und Ihr Partner es durchschritten haben und sich in der warmen und sinnlichen Atmosphäre Ihres »Harems« befinden, werden Sie der Sklave des anderen. »Dein Wunsch ist mir Befehl« oder »Befiehl, und ich gehorche« klingen vielleicht wie abgedroschene Phrasen aus 1001 Nacht, aber von Liebenden ausgesprochen, eröffnen diese Worte neue Erfahrungen und unsägliche Freude.

Kinder spielen gern Verkleiden – wird jemand von uns Erwachsenen wirklich jemals zu alt für diesen Spaß? Verkleiden Sie sich für den Abend; Pluderhosen sind die natürliche Wahl; sie könnten aufreizend durchsichtig sein (schließlich sind sie für die Augen des Partners und nicht für die Öffentlichkeit). Ein stützender BH, eine bloße Taille und seidene Tücher, die von einem seidenen Nachthemdgürtel herabhängen, würden ein annehmbares Haremskostüm ergeben. Das entsprechende Kostüm für den Mann wäre etwas schwieriger herzustellen, aber ein großes Badehandtuch um die Hüfte wäre ausreichend.

Der Duft im Schlafzimmer sollte sehr schwer sein, da die Sultane gerne ihren Reichtum und ihre Macht durch reichliche Verwendung von Duftstoffen zur Schau stellten. Verwenden Sie solche Essenzen, die Sie und Ihr Partner beide mögen, aber nehmen Sie mehr davon, genug, um beide für eine Liebesnacht in Stimmung zu versetzen.

»Man entkleide ihn, bade ihn und bringe ihn in mein Zelt.« Das ist ein starker erotischer Befehl! Beginnen Sie den Abend mit einem sinnlich-aromatischen Bad, und seien Sie zur Hand, um Ihren Partner zu waschen und abzutrocknen, wenn das erwünscht ist. Bedenken Sie, daß es ein Abend der Freude und des Genusses ist und nicht ernstgenommen oder für den Alltag als Vorbild genommen werden will. Es ist wie ein Theaterbesuch – genießen Sie ihn als besonderen Leckerbissen.

Schalen mit Pistazien und Trauben oder Pfirsichen sollten zur Erfrischung und Stärkung in greifbarer Nähe am Bett stehen.

»Die Brüste wie Lilien, bis zum Teilen and'rer Blätter
Die Spitzen ihrer Brüste wie frisch erblühter Jasmin
So verströmen duftende Blumen die meisten Düfte
Aber ihr süßer Duft übertraf sie alle«.

BAUDELAIRE

Kapitel vier
Massage mit ätherischen Ölen

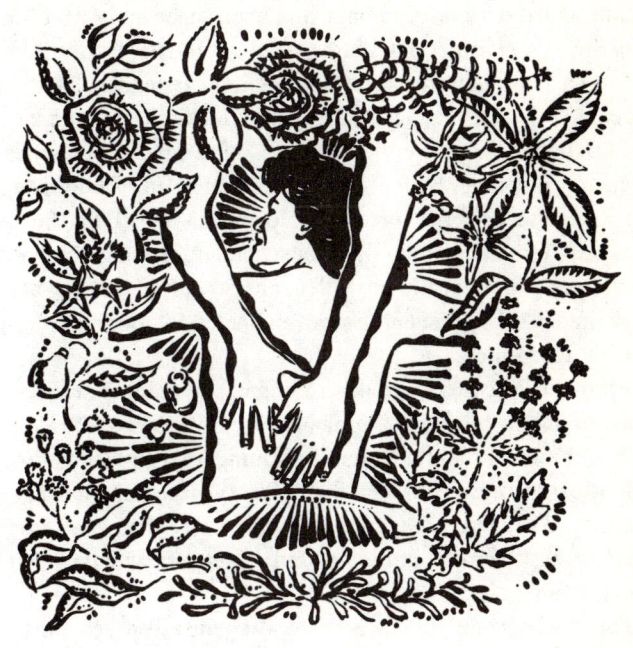

»Von Kopf bis Fuß, mit Sorgfalt groß
Wird ihre Haut mit Duft gesalbt.
Mit Benzoe mild und rarem Öl …
Und Blumen welken stille«

BAUDELAIRE

Massage ist eine wunderbare Art, jemandem körperlich nahe zu sein und die Liebesenergie durch die Hände in den Partner einströmen zu lassen. Auch ist es eine Freude, der inneren Sinnlichkeit nachzugeben, während der Streß sich löst und man die Entspannung genießt. Überbelastung verursacht einen Zusammenbruch des Immunsystems, Schlafstörungen und eine Menge anderer Probleme. Freud erkannte, daß die wichtigen Dinge im Leben Liebe und Arbeit sind; indem Sie Ihren Partner massieren, kombinieren Sie beides.

Immer noch unterbewertet und oft mißverstanden, ist die Massage der Schlüssel zu Gesundheit und Glücklichsein, und kann uns vor ärztlichen Eingriffen bewahren. Vieles im menschlichen Verhalten wird von der Suche nach angenehmen Empfindungen angetrieben. Eine Gruppe von Psychologen aus den USA behauptet, festgestellt zu haben, daß die Menschen am meisten »kleine« Momente des Glücks erfahren wollen, anstatt auf die großen »Gipfel« zu warten. Massage ist eine ausgezeichnete Methode, um dieses Bedürfnis zu erfüllen.

Einfache Massage mit der richtigen Auswahl ätherischer Öle kann so unterschiedliche Probleme lösen wie Muskelbeschwerden und -schmerzen, hartnäckige Erkältungen, Kopfschmerzen und Schlaflosigkeit. Eine regelmäßige Massage (einmal alle 2 bis 3 Wochen) wird Sie in die Lage versetzen, mit Ihrem eigenen Körper in Kontakt zu kommen, intuitiver und allgemein widerstandsfähiger gegen Krankheiten zu werden.

Die Wirbelsäule enthält Nerven, die jeden Teil des Körpers erreichen. Das Massieren des Rückens und die Anwendung des richtigen Drucks an der Wirbelsäule hält diese Bahnen geöffnet, so daß die Energie ungehindert zirkulieren kann. Die Massage hilft den Körper schützen, indem sie im Einklang mit dem Lymphsystem wirkt, das abgestorbene Zellen und giftige Abfallstoffe entfernt. Es gibt durchschnittlich fast 20 Liter Lymphe in jedem Erwachsenen, und jeden Tag gehen etwa 2 Liter durch das entlang der Wirbelsäule liegende System. Jedesmal wenn man eine Massage mit ätherischen Ölen bekommt, gelangen diese in den Blutkreislauf und das Lymphsystem, was dazu beiträgt, daß man gesünder wird.

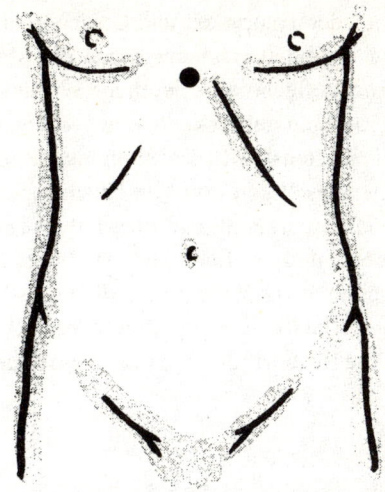

Abbildung 2: Das Massieren des Sonnengeflechts hilft bei verfrühtem Samenerguß, belebt die ganze Lendengegend und erhöht die sexuelle Energie.

Sie werden sich nicht nur besser fühlen, sondern die Massage gibt Ihnen auch ein besseres Aussehen. Eine Massage der Vorderseite des Körpers ist vielleicht weniger verbreitet als eine Massage der Rückseite, sollte aber trotzdem genossen werden. Ein sehr wichtiger Bereich ist das Sonnengeflecht (Solarplexus). Es hat nicht nur etwas mit unserer Willenskraft zu tun, sondern ist auch der Sitz der Intuition und ausschlaggebend für die Entwicklung der Geisteskraft. Verdünntes Rosmarinöl, das man in das Sonnengeflecht einmassiert, stärkt den Körper und verleiht insbesondere dann zusätzliche Energie, wenn man hart arbeitet, einen Umzug vor sich hat, eine lange Reise unternimmt und nicht richtig ißt, oder wenn man negative Emotionen über sich ergehen lassen mußte. Rosenöl, das man sanft in das Sonnengeflecht einmassiert, wird den Kummer lindern und in Zeiten der Traurigkeit und Unsicherheit Trost bringen.

Es mag kaum glaublich erscheinen, daß die Massage oder das Pressen des Sonnengeflechts eine deutliche Wirkung auf die Potenz haben oder einem Mann helfen kann, den Samenerguß zu kontrollieren, daß es die Willenskraft stärken und auch im Körper aufgestaute Spannungen beseitigen kann. Und doch haben Menschen seit Tausenden von Jahren erkannt, daß dieser Punkt entscheidend für ihre Freude am Sex und am Leben ist. Sie brauchen das nicht zu glauben – versuchen Sie es einfach. Sie können es Sonnengeflecht, »drittes Chakra«, »Shiatsu-Druckpunkt« oder »Akupunktur-Meridian« nennen. Eine Rose würde auch mit einem anderen Namen süß riechen.

Vorbereitende Maßnahmen

Es ist hilfreich, Grundkenntnisse der Massagetechniken zu haben, doch ist das nicht lebensnotwendig, solange einige Grundregeln befolgt werden. Ihr Partner sollte bequem liegen; Sie sollten an seiner Seite sitzen, so daß Sie mühelos Ihr Körpergewicht benutzen können, um Druck auszuüben, ohne Arme und Rücken übermäßig zu belasten. Eine therapeutische Massage kann auf einem Bett stattfinden, auf Matten am Boden oder auf einem Massagetisch.

Legen Sie ein Kissen unter die Fußgelenke Ihres Partners, während Sie seinen Rücken massieren, und unter seine Knie, wenn Sie seine Vorderseite massieren. Vergewissern Sie sich, daß alles, was Sie brauchen, bereitsteht – eine Massageschüssel, Massageöl, Papierwischtücher und ein großes Badetuch, um die nicht massierten Bereiche des Körpers zu bedecken.

Wärmen Sie kalte Hände an, indem Sie sie einige Minuten in warmes Wasser tauchen (das Aneinanderreiben der Hände ist nicht ausreichend: Ihre Hände mögen Ihnen warm vorkommen, da Sie zusätzliches Blut an die Hautoberfläche getrieben haben, aber sie werden sich auf einem warmen Rücken immer noch kalt anfühlen). Sorgen Sie auch für warme Zimmertemperatur, denn Sie und Ihr Partner sollen entspannt sein und sich wohlfühlen.

Gießen Sie das Öl niemals direkt auf die Haut, da dies ein Schock für den Körper sein kann und kein guter Beginn für eine sonst entspannende Massage. Gießen Sie das Öl zuerst in Ihre Hände, reiben Sie diese sanft aneinander, so daß das Öl gleichmäßig verteilt wird, und tragen Sie es dann auf den Körper Ihres Partners auf.

Therapeutische Rückenmassage

Legen Sie die Hände auf den unteren Bereich der Wirbelsäule und verteilen Sie das Öl gleichmäßig über die Haut. Mit flachen Handflächen mit zum Kopf Ihres Partners gerichteten Fingern gleiten Sie leicht die Wirbelsäule zum Kopf hinauf, danach, indem Sie die Hände etwas voneinander trennen, gleiten Sie wieder zurück an den Ausgangspunkt am unteren Teil der Wirbelsäule.

Diese Bewegung wird als »Effleurage« bezeichnet (siehe Abb. 3) und sollte als eine kontinuierliche Bewegung mindestens 10 Minuten dauern.

Variieren Sie den Druck, und wenn Sie einen Bereich finden, der schmerzt oder empfindlich ist, massieren Sie mit dem Daumenballen kreisförmig um diese Stelle herum. Lokalisieren Sie und behandeln Sie alle schmerzenden Stellen in derselben Weise; vergessen Sie dabei nicht, die übrigen Körperbereiche mit dem Tuch zu bedecken. Schließen Sie die Massage mit einer weiteren 5–10minütigen Effleurage ab, so daß es insgesamt 30 Minuten dauert. Lassen Sie Ihren Partner mindestens 5 Minuten ruhen, bevor er aufsteht.

Wenn es irgendwelches überschüssiges Öl auf der Haut gibt, wischen Sie es mit einem Papiertuch ab.

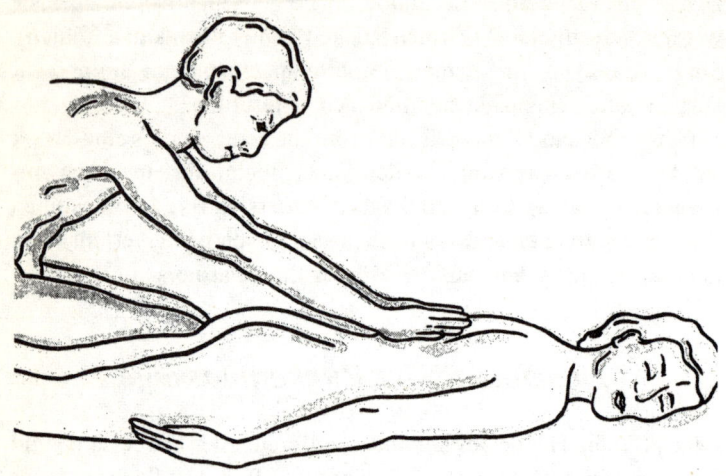

Abbildung 3: Therapeutische Rückenmassage

Schultermassage

Eine 10–15minütige Schultermassage mit beruhigenden ätherischen Ölen vor dem Zubettgehen kann dazu helfen, daß Ihr Partner ohne Beruhigungsmittel schlafen kann. Wacht er in der Nacht auf, kann eine fünfminütige Massage des mittleren und oberen Rückens ihm wieder zum Einschlafen verhelfen.

Es gibt viele ausgezeichnete Bücher mit ausführlichen Anweisungen zur Kunst der Massage. Ich möchte Sie dazu ermutigen, Ihre Kenntnisse durch weiteres Studium zu erweitern (siehe Abschnitt über weiterführende Literatur, Seite 180).

Sinnlich-erotische Rückenmassage

Durch Massage können Sie den Körper des Partners ausgezeichnet kennenlernen. Die sinnliche Rückenmassage unterscheidet sich von der therapeutischen dadurch, daß sie »in Schwung bringen«, also nicht so sehr entspannen soll, obwohl sie natürlich beides tun kann.

Unsere Haut ist dazu bestimmt, Empfindungen zu verarbeiten, und wenn wir sagen, daß etwas unser Herz »berührt«, so ist das mehr als eine Metapher, denn unsere Haut spricht wirklich mit unserem Herzen. Wenn wir den Rücken unseres Partners massieren, so ist der Hauptunterschied zu einer therapeutischen Massage der, daß wir vom Halsansatz den Rücken hinunter bis zum Gesäß gehen, was eher anregend als entspannend wirkt (siehe Abb. 4).

Knien Sie sich bequem zu Füßen Ihres Partners hin. Gießen Sie das zubereitete sinnliche Massageöl auf die Hände und tragen Sie es auf den Körper des Partners auf. Beginnen Sie damit, daß Sie die

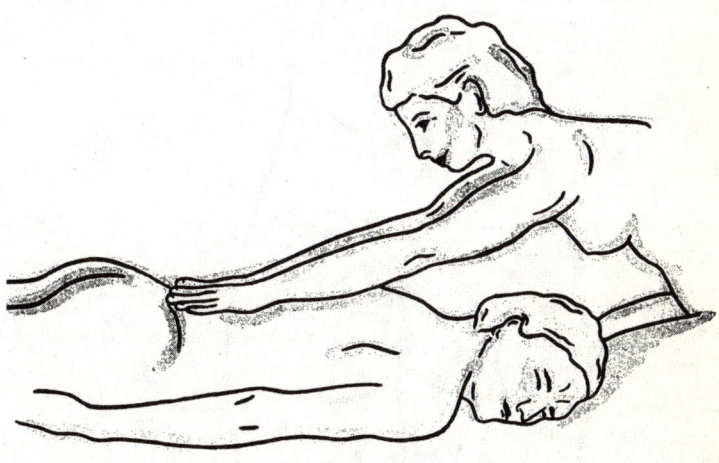

Abbildung 4: Sinnliche Rückenmassage

Hände auf das Gesäß Ihres Partners legen, der fleischige Teil Ihrer Hand ist der sogenannte »Venushügel«, der dem Schamhügel der Göttin ähnelt. Beim Handlesen zeigt dieser Bereich der Hand das Niveau der sexuellen Energie an; ein schwacher und flacher Hügel ist ein Hinweis auf ein niedriges Niveau, ein fleischiger und fester Hügel weist auf eine potenzstarke Persönlichkeit hin. Wir massieren das Gesäß mit diesem Hügel. Ouida West schreibt in ihrem Buch »The Magic of Massage«: »Diese Technik dient allgemein dem Kreislauf, dem Ischiasnerv und den Muskeln, die etwas mit den Geschlechtsorganen zu tun haben.«

Danach massieren Sie zu beiden Seiten der Wirbelsäule Ihres Partners (wie bei der therapeutischen Massage, aber diesmal vom Halsansatz bis zum Gesäß) mit langgedehnten, zärtlichen Bewegungen. Streicheln und kneten Sie das Gesäß. Im Gesäß sitzt sehr viel Spannung, die durch diese Art von Massage gelöst werden kann. Setzen Sie diese Bewegungen etwa 10 Minuten oder auch länger fort, so Sie und Ihr Partner sich dabei wohl fühlen.

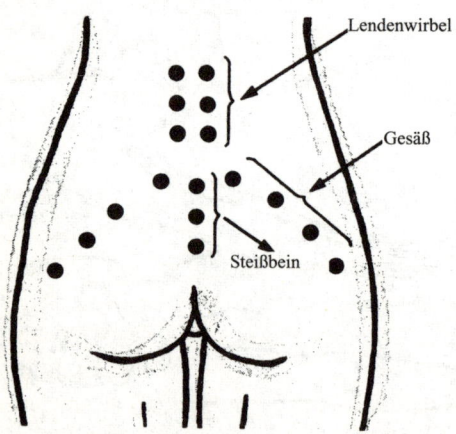

Abbildung 5: Sinnliche Massage der Shiatsu-Punkte

Diese Art der Massage löst Verspannungen, die der Liebe im Wege stehen, und wenn sie zusammen mit einer Stimulierung der wichtigen Shiatsu- oder Akupunkturpunkte angewandt wird (siehe Abb. 5), kann sie als Maßnahme gegen Impotenz oder Frigidität Wunder wirken.

Welche Öle man verwendet

Eines der wichtigsten Öle ist das wertvolle Sandelholzöl. Oft benutzt wegen seiner erotischen Eigenschaften, kann es ohne Bedenken in richtiger Verdünnung auch auf die intimsten Bereiche des Körpers aufgetragen werden. Wenn Sie Ihren Partner vorne massieren, schenken Sie der Oberseite der Oberschenkel besondere Aufmerksamkeit. Dieser Bereich ist übersät mit Akupunkturpunkten, die den Körper sowohl kräftigen wie anregen, wie auch die Punkte, die in gerader Linie zwischen Nabel und Schambein liegen. Schließen Sie die Berührung dieser wichtigen Bereiche in Ihr Liebesspiel ein.

Ganzkörpermassage

Die höchste Form sinnlicher Massage muß eine »Ganzkörpermassage« sein, für die die Bordelle von Bangkok so berühmt sind. Zu dieser Massage müssen beide Partner nackt sein. Sie tragen Duftöl entweder auf Ihre Vorderseite beziehungsweise auf den Rücken Ihres Partners auf. Wenn Ihr Partner auf dem Bauch liegt, setzen Sie sich rittlings auf ihn und lehnen sich nach vorn und legen Ihre Hände in Hüfthöhe neben ihn. (Diese Massageform wird *ohne* Hände ausgeführt.) Gleiten Sie nun auf und ab, indem sie Ihre Brust/Brüste und Ihren Bauch benutzen, um den Rücken Ihres Partners zu massieren. Wenn Sie sich danach fühlen, halten Sie einen

Moment an und spüren Sie, während Sie auf Ihrem Partner liegen, wie die Energie zwischen Ihnen fließt. Lenken Sie Ihre heilende Energie auf Ihren Partner, wenn es ein Problem gibt, wozu er Hilfe braucht, oder machen Sie sich einen Spaß und schreiben Sie mit Kinn, Nase oder Brustwarze Ihren Namen auf den Rücken Ihres Partners. In höchstem Maße genußreich, wird diese Art der Massage fast immer zu einer erfüllenden Liebesbegegnung führen, kann aber auch als liebevolle Geste benutzt werden, wenn der Partner unfähig oder nicht gewillt ist, sich auf einen Geschlechtsverkehr einzulassen.

Shiatsu

Die Aromatherapiemassage wird oft als eine Mischung von Schwedischer Massage und Shiatsu bezeichnet. Die erwähnte therapeutische und sinnliche Rückenmassagen sind einfache Versionen der-

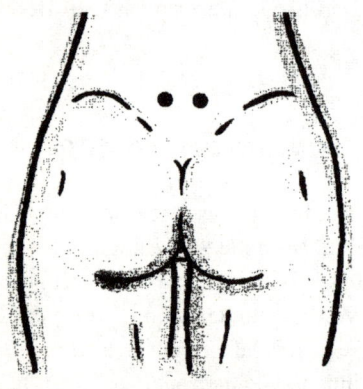

weiblich

Abbildung 6: Druck auf diesen Punkten mit dem Handballen verstärkt die sexuelle Energie bei Frauen.

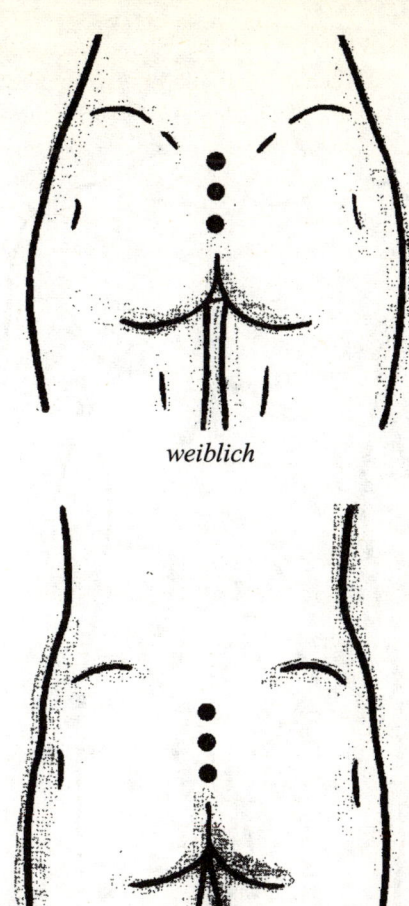

weiblich

männlich

Abbildung 7: *Druck auf diesen Punkten mit dem Daumen verhindert einen Verlust sexueller Energie, erhöht die Potenz und kann bei vorzeitiger Ejakulation helfen.*

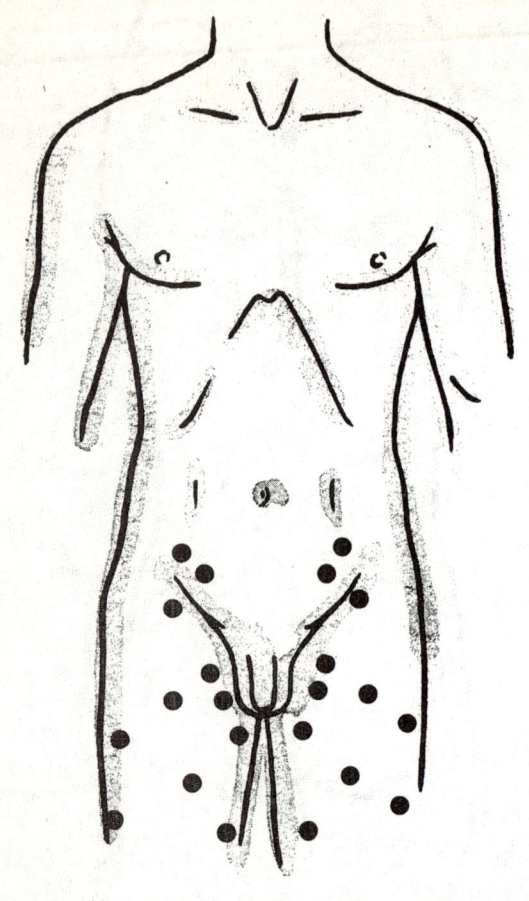

*Abbildung 8: Die Massage der Oberschenkel stimuliert viele
Shiatsu-Punkte.*

74

Schwedischen Methode; Abb. 6 bis 9 zeigen eine Auswahl von Shiatsu-Punkten, die einen besonderen Bezug zu einer gesunden sexuellen Funktion haben und einzeln oder im Zusammenhang mit einer Massage stimuliert werden können. Wir können die Sexualkraft indirekt stärken, wenn wir diese Schlüsselpunkte stimulieren.

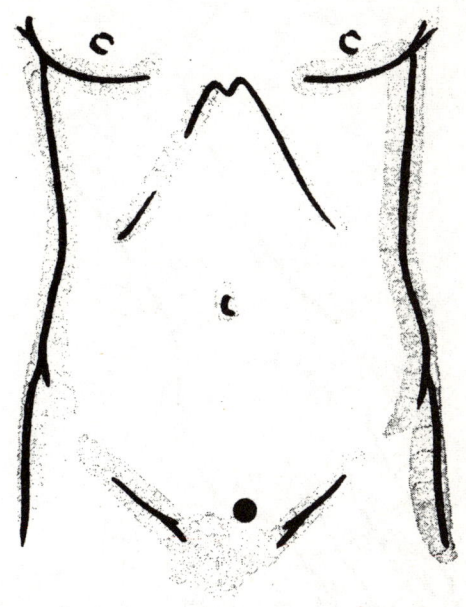

Abbildung 9: Der »G-Punkt« liegt bei einer Frau direkt über dem Schambein. Die Stimulierung dieses Punktes tonisiert nicht nur die Geschlechtsorgane, sondern erhöht auch das Empfindungsvermögen.

Obwohl sehr leicht auszuführen, erfordert Shiatsu starke Daumen und den Wunsch, dem Partner und sich selbst zu helfen, um bessere sexuelle Gesundheit zu genießen. Ein Shiatsu-Meister rät:

»Drücken Sie mit dem Daumen, bis der Druck fast zum Schmerz wird. Halten Sie dann diesen Druck fünf Sekunden. Lassen Sie den Druck nach, bis Ihr Daumen einfach auf der Hautoberfläche ruht, warten Sie fünf Minuten, und wiederholen Sie alles zehnmal.«

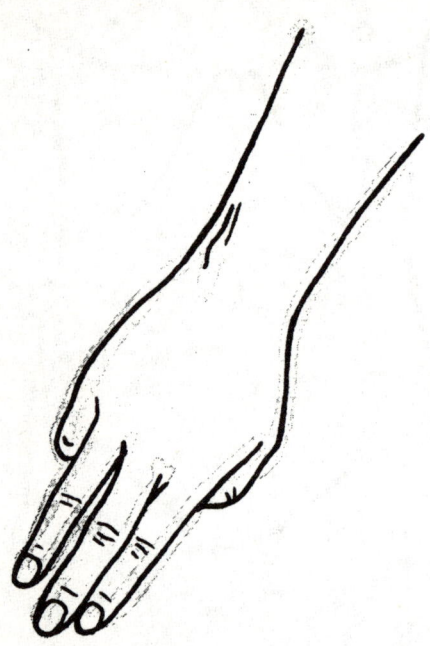

Abbildung 10: Um Punkte auf dem Rumpf zu behandeln, benutzen Sie drei Finger. Drücken Sie fünf Sekunden lang und lassen Sie dann los. Wiederholen Sie zehnmal.

Diese Anweisungen sind mit kleineren Variationen die Grundlage für die Behandlung der folgenden Punkte: Der Daumen selbst sollte massiert werden, da alle Finger intim mit den inneren Organen verbunden sind – besonders mit dem Gehirn. Wenn man die Finger stärkt, so stärkt das den gesamten Körper. Nach Ansicht des Begründers der Nippon Shiatsu School entwickelt das »energetische Aufladen des kleinen Fingers ein starkes Herz; Shiatsu am Ringfinger hilft bei Leberleiden, am Mittelfinger bei hohem Blutdruck, am Zeigefinger bei schwacher Verdauung; Stärkung des Daumens stärkt auch die Willenskraft.«

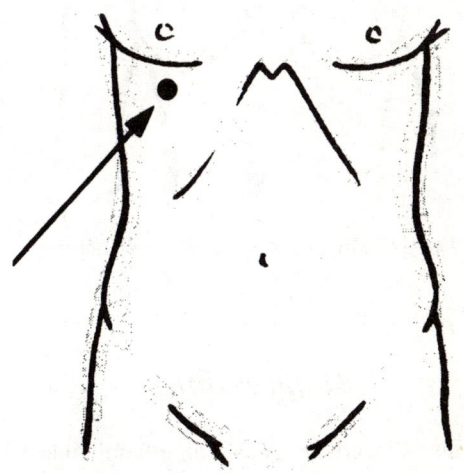

Abbildung 11: Druck auf diesem Bereich hält die Leber gesund (Leberstörungen verringern die Potenz).

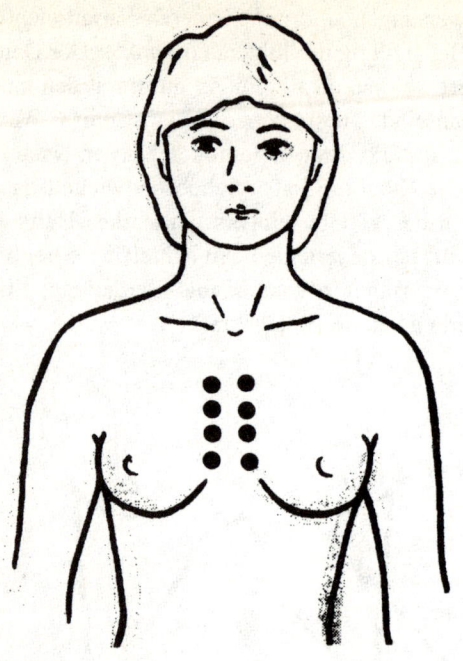

Abbildung 12: Die Massage dieser Punkte stimuliert die sexuelle Erregbarkeit.

Akupression

»Ähnlich wie die Wiederbelebungspunkte beim Judo können die Akupressionspunkte berührt werden, um einen verwundeten Krieger wiederzubeleben oder die Körper von Menschen zu stärken, deren Geschlechtstrieb durch die Judoschläge unseres modernen Lebens angegriffen wurde.«

WARREN UND FISCHMANN,
»Sexuelle Akupunktur und Akupressur«

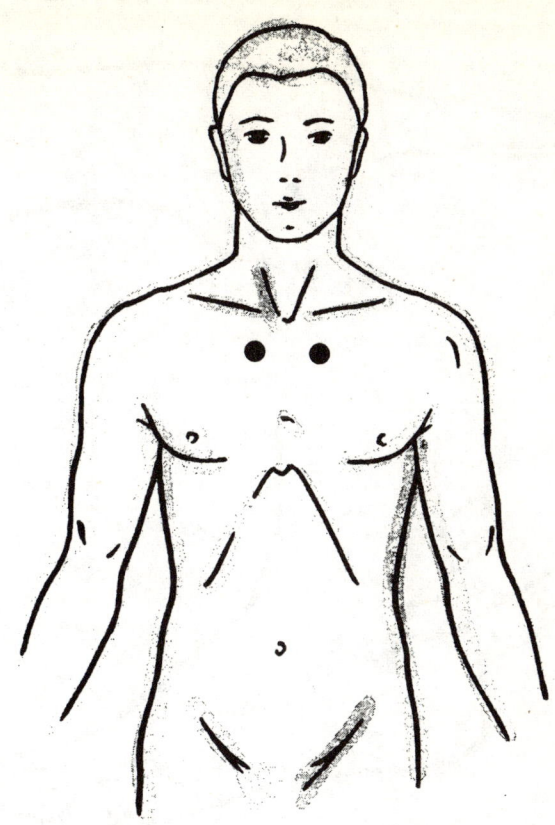

Abbildung 13: Judo-Wiederbelebungspunkte.

Die chinesische Akupression ist sehr eng mit der Akupunktur verbunden und nutzt die Akupunkturpunkte entlang der Meridiane. Die Stimulierung dieser Punkte regt den Körper dazu an, sich selbst zu heilen. Akupression kann wie Shiatsu ausgeführt werden, während der Empfänger völlig angekleidet ist, oder kann in eine Massage mit Duftölen integriert werden.

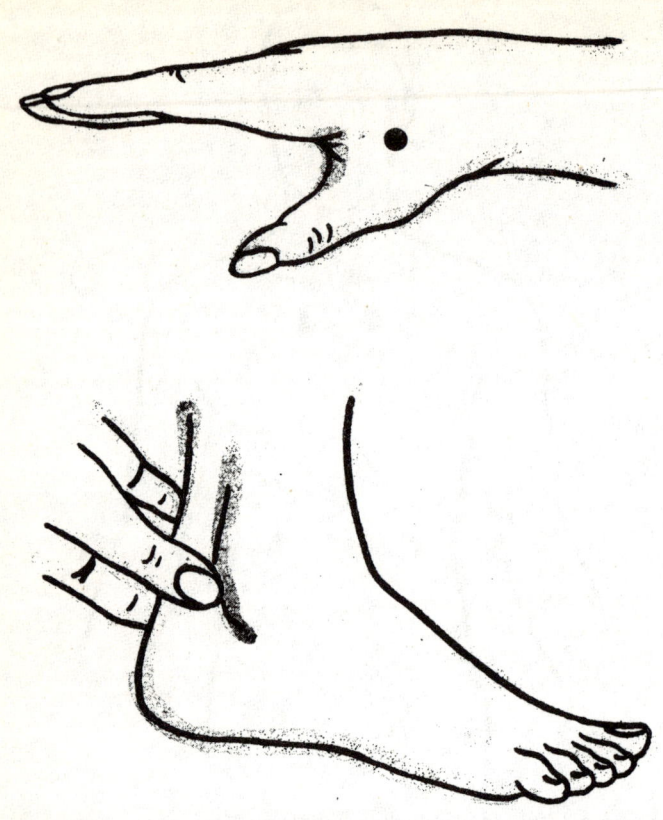

Abbildung 14: Akupressionspunkte an Händen und Füßen.

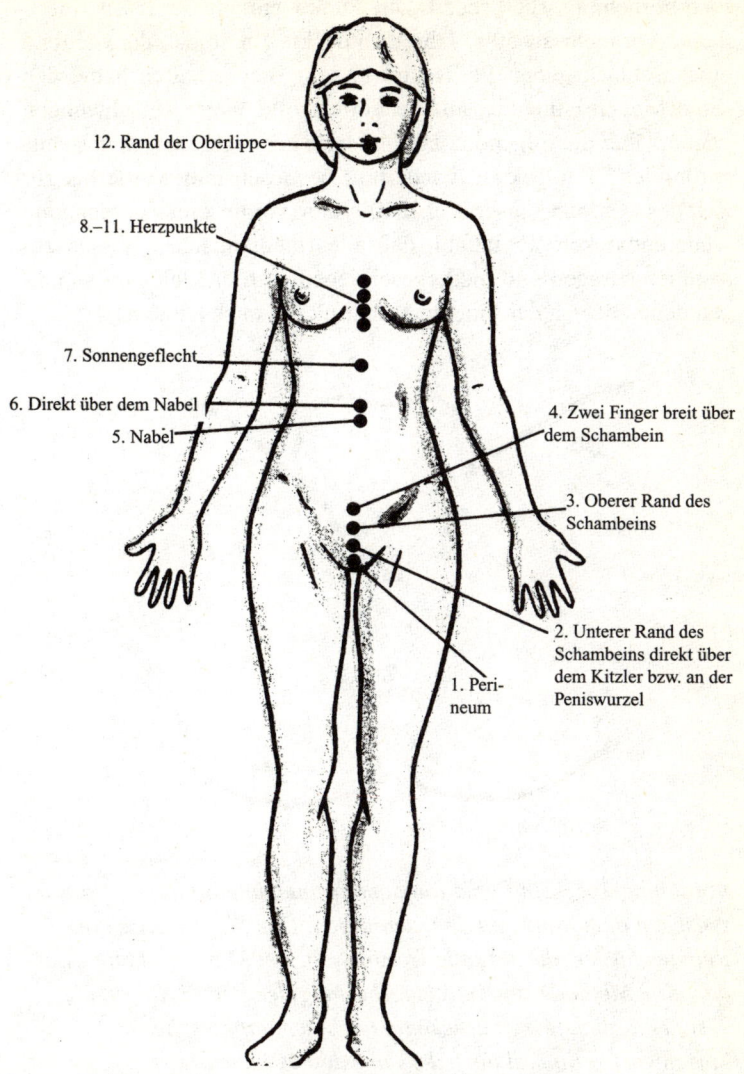

12. Rand der Oberlippe

8.–11. Herzpunkte

7. Sonnengeflecht

6. Direkt über dem Nabel

5. Nabel

4. Zwei Finger breit über dem Schambein

3. Oberer Rand des Schambeins

2. Unterer Rand des Schambeins direkt über dem Kitzler bzw. an der Peniswurzel

1. Peri-neum

Abbildung 15: Die wichtigsten Akupressionspunkte.

Es gibt mehr als 1000 spezifische Punkte entlang der Körpermeridiane. Vor mehr als 5000 Jahren entdeckte ein Soldat, der während einer Schlacht einen Pfeilschuß in sein Bein erhalten hatte, daß seine Magenschmerzen auf geheimnisvolle Weise verschwunden waren. Über die folgenden Jahrhunderte hinweg fand sich diese ursprüngliche Entdeckung wiederholt bewiesen und wurde bis zur Zeit des »Gelben Kaisers« ca. 2000 Jahre vor unserer Zeitrechnung weiterentwickelt. Er befahl, daß alles medizinisches Wissen zusammengetragen und niedergeschrieben wurde. Vieles im so entstandenen »Buch der Inneren Medizin« gilt auch heute noch.

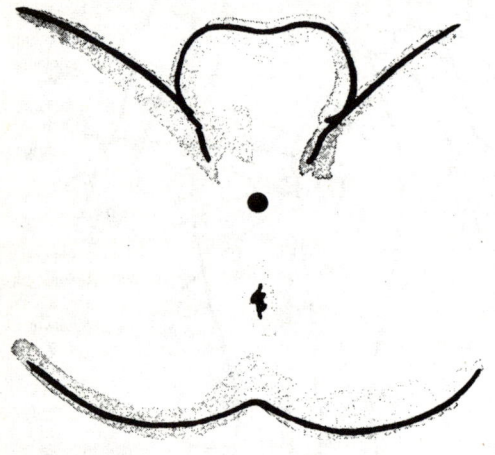

Abbildung 16: »Ein Punkt auf dem Perineum«, auf halber Strecke zwischen dem Anus und den Genitalien. Das Massieren dieses Punktes fördert die sexuelle Gesundheit. Bei Männern heißt es, daß eine Methode zur Aufrechterhaltung der Potenz die ist, die Testikel täglich fest zu drücken – nach dem japanischen Sprichwort: »Einmal für jedes Jahr deines Lebens.«

Meridiane sind Energiekanäle, die den Körper durchziehen. Jeder Meridian ist einem bestimmten Organ oder einer besonderen Körperfunktion zugeordnet. Manche Meridiane (Leber, Niere, Herz) spielen eine wichtige Rolle, aber die beiden wichtigsten Meridiane, die für ein gesundes Funktionieren der Geschlechtsorgane verantwortlich sind, sind bekannt als »Governor« und »Konzeptionsgefäß«. Beide umspannen den ganzen Körper. Der Governor beginnt am Steißbein und geht die Wirbelsäule hinauf über die Schädeldecke bis hin zur Mitte der Oberlippe. Das Konzeptionsgefäß beginnt am Perineum und geht an den Geschlechtsteilen, dem Nabel, der Brustmitte vorbei den Hals hinauf bis zur Mitte des unteren Randes des Unterlippe. Es gibt viele Punkte entlang dieser beiden Meridiane, die, wenn man sie stimuliert, eine positive Auswirkung auf die Sexualfunktion haben.

Die chinesische Massage

Die chinesische Massage ist der Akupression und dem Shiatsu darin vergleichbar, daß sie den Körper durch Ausübung von Druck an speziellen »Punkten« dazu anregt, sich selbst zu heilen. Die chinesische Massage beschränkt sich jedoch nicht auf die Meridiane, sondern wirkt auch auf das weiche Gewebe. Es gibt verschiedene Techniken, die gute Ergebnisse bringen – so das Kneifen oder auch das Kneten mit Hilfe der Knöchel. Das chinesische Wort für Kneifen ist »Ning«; Ning ist leicht zu beherrschen und kann zur Eigenmassage angewandt werden (siehe Abb. 17).

Einer der Hauptpunkte zur Behandlung einer gewöhnlichen Erkältung ist der Bereich zwischen den Schulterblättern (siehe Abb. 18). Es mag schwierig sein, Shiatsu oder Akupression in diesem Bereich richtig anzuwenden, Ning dagegen ist recht leicht.

Ein weiterer Vorteil von chinesischer Massage ist der, daß sie im Sitzen oder Stehen ausgeführt werden kann, während beim Shiatsu

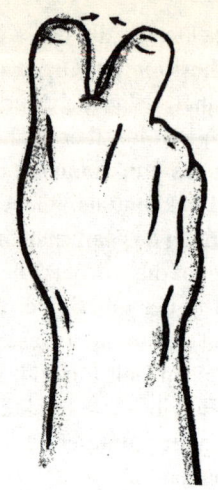

Abbildung 17: Kneifbewegung »Ning« in der chinesischen Massage.

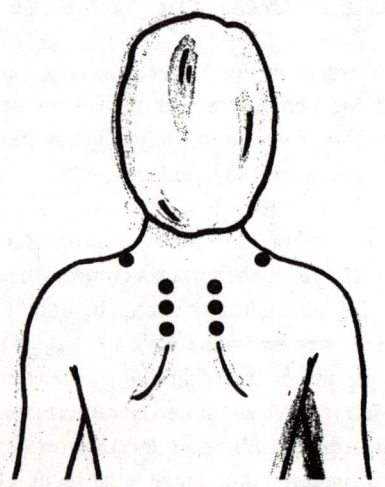

Abbildung 18: Druckpunkte zur Behandlung von Erkältungen. Man wendet Daumendruck oder Ning an.

oder bei der Akupression der Empfänger gewöhnlich liegen muß. Außerdem kann die chinesische Massage auch einem fettleibigen Menschen nützen, dessen Akupressions- und Shiatsu-Punkte nicht reagieren.

Reflexzonentherapie

Viele äußere Teile des Körpers haben Reflexzonen, die die inneren Abläufe des Körpers beeinflussen. Das wird bei der Reflexzonentherapie berücksichtigt. Reflexzonentherapie ist eine komplexe und faszinierende Therapie ganz eigener Art; für unsere Zwecke habe ich nur jene Reflexzonen beschrieben, die die Geschlechtsorgane direkt beeinflussen.

Für ein liebendes Paar ist die Ölung und Massage von Händen und Füßen eine natürliche Art, zu kommunizieren; beides sind Grundmethoden der Liebeskunst.

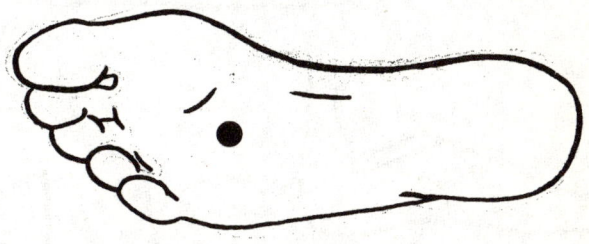

Abbildung 19: Der Sonnengeflechtspunkt auf dem Fuß.

Zwei Punkte an den Füßen sind von wesentlicher Bedeutung für das gesunde Funktionieren der Geschlechtsorgane; sie sind bei beiden

Geschlechtern gleich. Der erste ist das Sonnengeflecht auf der Fuß-sohle (siehe Abb. 19). Das Anwenden von Druck mittels des Daumens auf diesem Bereich kräftigt die Geschlechtsorgane und verhindert einen vorzeitigen Samenerguß.

Wie bereits vorher erwähnt, steht das Sonnengeflecht in Verbindung mit der Willenskraft eines Menschen.

Vorzeitiger Samenerguß kann jederzeit eintreten, sei es gleich bei der Penetration oder so, daß auf jeden Fall der Partner keine Erfüllung erfährt. Das Massieren des Sonnengeflechts wird immer hilfreich sein, wobei jedoch zu bedenken ist, daß eine Frau im allge-

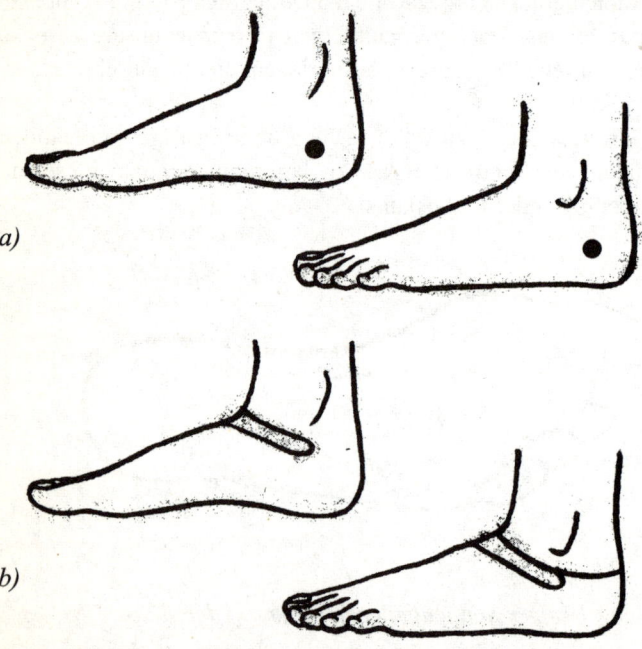

Abbildung 20: a) Das Massieren dieser Punkte an den Fersen lindert Menstruationsbeschwerden. b) Das Massieren des Bereichs zwischen Bein und Fuß hilft bei Unfruchtbarkeit.

meinen länger braucht als ein Mann, um einen Orgasmus zu erreichen.

Der zweite Reflexpunkt ist der Bereich auf beiden Seiten der Ferse (siehe Abb. 20). Massieren Sie sanft mit Daumen und Zeigefinger. Dieser Bereich kann sehr empfindlich sein, wird es aber mit regelmässiger Massage immer weniger werden.

Interessanterweise entsprechen diese Fersenpunkte der bekannten Achillesferse. In der Homerschen »Ilias« war Achilles der Sohn von Thetis, einer Meeresgöttin. Als er gerade geboren war, tauchte ihn seine Mutter in den heiligen Fluß Styx – was Unverwundbarkeit verlieh. Aber die Stelle an seiner Ferse, wo ihn die Finger festhiel-

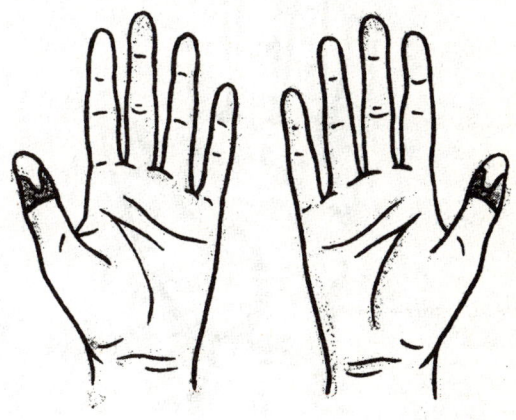

Abbildung 21: Das Massieren dieser Punkte hilft bei Menstruations- und Wechseljahrsbeschwerden sowie bei Unfruchtbarkeit bzw. Potenzschwäche. Beide Hände sind gleichermaßen zu behandeln. Diese Punkte werden auch stimuliert, wenn Sie Ihren Partner massieren. Sie können Ihre eigene Liebesfähigkeit verstärken, indem Sie Ihrem Partner eine Massage geben.

ten, kam nicht mit dem magischen Wasser in Berührung, so daß Achilles an dieser Stelle verwundbar blieb. Daher bezeichnen wir eine Schwäche oder eine verletzliche Stelle bei einem Menschen als seine Achillesferse.

Reflexzonentherapie kann überall zu jeder Zeit ausgeübt werden – außer wenn man am Steuer sitzt! Sie können auch in einem vollgepackten Zug, im Kino usw. Ihre Daumen massieren und damit Ihre Menstruationsbeschwerden oder Unfruchtbarkeit behandeln.

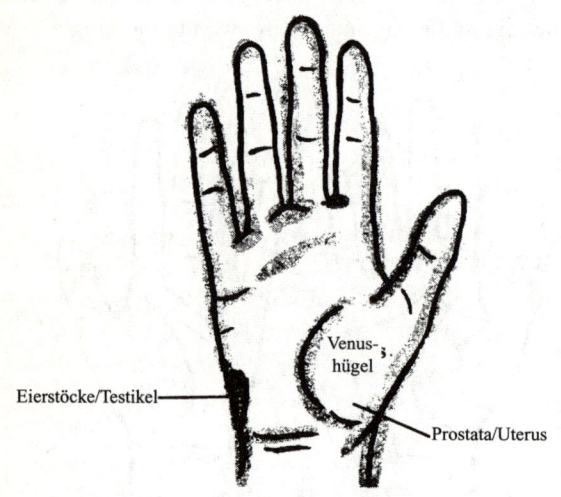

Abbildung 22: Punkte zur Stimulierung der Prostata und der Gebärmutter bzw. der Eierstöcke und der Testikel.

Das Massieren des unteren äußeren Randes des Venushügels stimuliert den Uterus (oder die Prostata beim Mann). Dem Venushügel gegenüber, am Rand der Handfläche, ist der Reflexbereich für die Eierstöcke bzw. Testikel (siehe Abb. 22).

88

Die Reflexzonentherapie der Ohren, auch als Aurikulotherapie bekannt, ist in China und anderen fernöstlichen Ländern weit verbreitet. Sie entstand vor langer Zeit, als man feststellte, daß die Form des Ohres der eines Babys in Fötusposition ähnelte und daß die Punkte am Ohr den verschiedenen Körperteilen entsprachen.

Abbildung 23 zeigt die Punkte, die für eine gesunde Sexualfunktion wichtig sind.

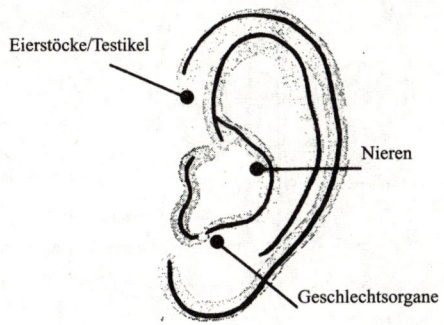

Abbildung 23: Kneten und massieren Sie das ganze Ohr mit Daumen und Zeigefinger. Dann benutzen Sie die Spitze Ihres Fingernagels, um die angegebenen spezifischen Punkte zu stimulieren.

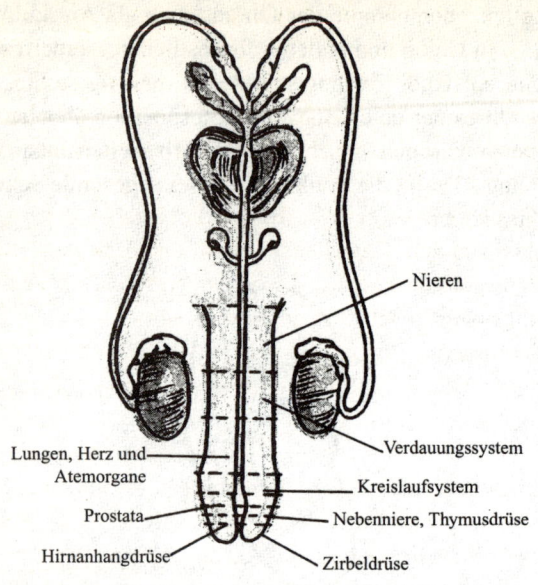

Nieren

Verdauungssystem

Lungen, Herz und
Atemorgane

Kreislaufsystem

Prostata

Nebenniere, Thymusdrüse

Hirnanhangdrüse

Zirbeldrüse

Abbildung 24: Reflexzonen am Penis

Reflexzonentherapie am Penis ist eine kaum bekannte Therapie.
Aber genauso wie es Reflexzonen an Händen, Füßen und Ohren
gibt, die mit anderen Bereichen des Körpers in Verbindung stehen,
besitzen auch Eichel und Stamm des Penis Reflexzonen.

Gesichtsmassage

Das Massieren des Gesichts des Partners ist für beide beruhigend und entspannend und gibt Ihnen eine ideale Gelegenheit für einen langen, schmachtenden Kuß.

Eine Gesichtsmassage gibt Ihnen die Gelegenheit, nicht nur Spannungen aus dem Gesicht Ihres Partners fortzumassieren, sondern auch dieses Gesicht, das Sie lieben, wirklich kennenzulernen. Das Studium des Gesichts ist die sogenannte »Physiognomik«; sie kann Charakterzüge erkenntlich machen, die Sie vielleicht vorher nicht bemerkt haben. Die Physiognomik ist auch ein nützliches Diagnosemittel. Während Sie so das Gesicht Ihres Partners streicheln, erfahren Sie mehr über seinen Gesundheitszustand oder können Ihre Beobachtungen für eine Charakteranalyse nutzen. Die Form des Mundes und die Größe der Lippen weisen beispielsweise auf Sinnlichkeit und Großzügigkeit hin, und an der Form des Kinns können Sie sehen, ob Ihr Partner einen »starken« oder einen »schwachen« Willen hat.

Ebenso wie eine Rückenmassage Spannungen löst und dadurch den Körper von den Wirkungen des Streß befreit, kann auch eine Gesichtsmassage viel Spannung fortnehmen und dazu beitragen, daß man jugendlich wirkt, während sie gleichzeitig dem ganzen Körper nützt. Diese Art von Massage kann jederzeit vorgenommen werden, da sie nicht das Ablegen der Kleider verlangt; sie ist die ideale Art, dem Partner zu helfen, die Probleme des Tages abzuwerfen, bevor die Spannungen überkochen. Wir alle haben schon Ärger, Frust und schlechte Laune an jemandem ausgelassen. Wenn wir diese Spannungen fortmassieren und unserem Geliebten seine Streicheleinheiten zukommen lassen, so wird das Harmonie und gute Gesundheit fördern.

Die Gesichtsmassage ist auch ideal für einen »faulen Sonntagmorgen«. Es bedarf keiner Formalitäten; lehnen Sie sich bequem an

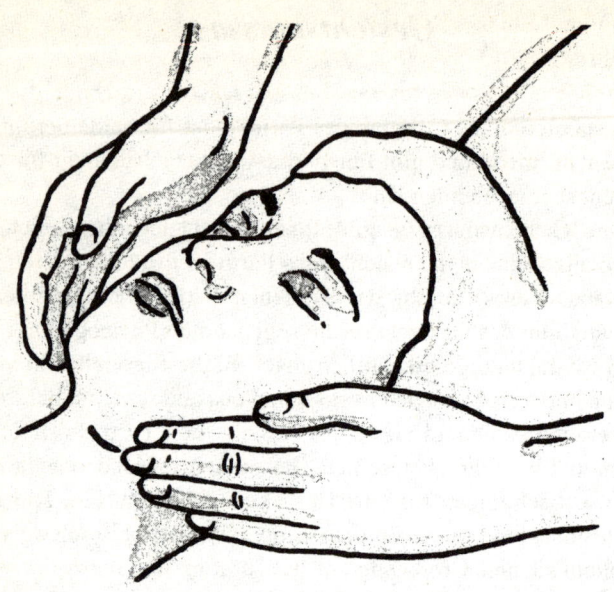

Abbildung 25: Gesichtsmassage.

die Wand oder an das Kopfteil Ihres Bettes und lassen Sie den Kopf Ihres Partners zwischen Ihren Beinen ruhen. Oder setzen Sie sich im Schneidersitz hin, mit einem kleinen Kissen über den Füßen, auf das Ihr Partner den Kopf legt. Eine dritte Möglichkeit ist die, sich mit Blick auf die Füße des Partners hinter dessen Kopf zu knien.

Gießen Sie etwas Duftöl in eine Hand und verreiben Sie es auf beide Hände. Legen Sie Ihre Hände auf beide Seiten des Gesichts Ihres Partners und halten Sie es sanft, während Sie einige entspannende Atemzüge tun. Dann bewegen Sie langsam die Hände vom Kinn zum Kiefer; diese Bewegung wiederholen Sie 10- bis 15mal.

Darauf streichen Sie mit den Fingern von der Nase über die Backen bis zu den Ohren – wiederholen Sie das während einiger

Minuten. Nehmen Sie sich einfach Zeit und genießen Sie die Berührung.

Streichen Sie leicht mit den Fingern der rechten Hand von links nach rechts über die Stirn Ihres Partners, sodann mit der linken Hand von rechts nach links – diese Bewegung sollte langsam und leicht sein.

Nun legen Sie die Hände um die Kieferknochen des Partners; Ihre Finger berühren sich am Kinn. Ihre Hände gleiten mit leichtem und zugleich festem Druck den Kiefer entlang bis dorthin, wo Unter- und Oberkiefer zusammenkommen. Anschließend massieren Sie die Punkte am Kiefer bis hin zum Kinn. Es gibt verschiedene Punkte, an denen Sie verweilen und etwa fünf Sekunden lang Druck ausüben können.

Setzen Sie die Gesichtsmassage fort, indem Sie den Bereich um den Mund des Partners massieren und sanft die Grube zwischen der Nasenspitze und der Oberlippe streicheln. Dieser Bereich ist sehr empfindlich, denn er ist der letzte der Punkte auf dem oben erwähnten Governor-Meridian. Er steht in enger Verbindung mit dem Gehirnbereich, der die Sexualfunktion steuert.

Zwischen den Augenbrauen und etwas höher auf der Stirn (etwa auf der Höhe des »dritten Auges«) ist ein Bereich, der sich wund anfühlt, wenn man nicht genügend geschlafen, zuviel nachgegrübelt oder die Augen in irgendeiner Weise überanstrengt hat. Ziehen Sie im Uhrzeigersinn einen Kreis um diesen Bereich auf der Stirn Ihres Partners, und indem Sie stärkeren Druck ausüben, machen Sie den Kreis kleiner, bis Ihr Finger im Zentrum zur Ruhe kommt. Bleiben Sie dort und zählen Sie bis fünf, bevor Sie den Druck lösen.

Beenden Sie die Massage mit weiterem Streicheln von Stirn und Backen, und umschließen Sie am Ende wieder das Gesicht Ihres Partners während einiger Augenblicke mit den Händen.

Wir massieren den Kopf des Partners

Ohne dabei Duftöl zu verwenden, massieren wir den Kopf des Partners so, als wüschen wir ihm die Haare. Die Hauptpunkte, auf die man sich dabei konzentrieren muß, sind der Scheitel und die Nackengrube, wo der Schädel in den Hals übergeht (ein wichtiger Shiatsu-Punkt). Eine nur zehnminütige Massage kann sehr viel Spannung lösen und dafür sorgen, daß »weltliche« Probleme vor der Tür des Schlafzimmers bleiben.

»Da das Gehirn die sexuelle Aktivität steuert, ist dieser Bereich für Liebespartner sehr wichtig. Eine entspannende Kopfmassage kann rasch Spannungen lösen und damit den Körper für ein erotisches Sich-gehen-Lassen aufschließen.«

ORNSTEIN AND SOBEL, »Healthy Pleasures«

Man könnte den Kopf des Partners nach einer Gesichtsmassage massieren, doch kann eine Kopfmassage zu jeder Tageszeit durchgeführt werden – wäre das nicht etwas, um vom Fernsehen abzulenken?

Spezielle Essenzen

Ätherische Massageöle sind heutzutage weithin per Versand oder in einschlägigen Geschäften zu erhalten (eine Liste derselben befindet sich im Anhang). Es ist wichtig, daß man absolut sicher sein kann, daß man reine ätherische Öle verwendet und keine bloßen Parfümöle, die synthetische Duftstoffe enthalten. Obgleich diese für die Parfümherstellung akzeptabel sind, ist Öl dieser Qualität für die Aromatherapie auszuschließen.

Die in der Aromatherapie verwendeten Öle sind für unseren Geruchssinn fast ausnahmslos angenehm. »Wir werden durch einen natürlichen Instinkt dazu angeregt, angenehme Gerüche zu suchen und zu genießen, und unangenehme zu vermeiden und zu verweigern« (»Healthy Pleasures«). Einige wenige Öle wie Tea-Tree werden möglicherweise von manchen Menschen als unangenehm empfunden, aber aufgrund der einzigartigen fungiziden und bakteriziden Eigenschaften dieser Pflanze wird das Öl weiterhin benutzt, und das zu Recht. Schöne Düfte regen uns an, und »während wir einen angenehmen Geruch genießen, atmen wir langsam und tief ein und werden entspannt« (»Healthy Pleasures«). Wir haben in einem aromatherapeutischen Öl die ideale Begleitung zu einer liebevollen Massage.

Entspannende Öle wie Lavendel, Neroli und Majoran können einzeln oder auch zusammen in einem geeigneten Trägeröl angewandt werden und liefern Ihnen ein kostengünstiges und zugleich höchst wirksames Massageöl. Wenn man sich zum erstenmal dem Genuß einer Aromamassage überläßt, ist es ratsam, daß man ein ätherisches Öl in einem Trägeröl benutzt, um mit dem Aroma vertraut zu werden; beobachten Sie die Reaktion Ihres Partners auf das Öl und notieren Sie, wie Sie darauf reagieren. Stellen Sie sich so eine kleine Kollektion von Ölen zusammen, und wenn Sie sich sicher fühlen, machen Sie Ihre eigenen Massagemischungen, indem Sie den einfachen Hinweisen in Kapitel 8 folgen.

Die belebenden Öle Ravensara, Rosmarin und Myrte haben wirklich die Macht, einen müden oder ungesunden Körper zu revitalisieren, und sind besonders gut während der Rekonvaleszenz.

Rosmarin ist ein sehr schützendes und stärkendes Öl, ideal zur Massage des Sonnengeflechts, wenn wir uns verletzlich und unfähig fühlen, mit Druck fertig zu werden. Kleine Mengen von Lemongrass haben sich ebenfalls als kräftigend und tonisierend erwiesen – manche Berufsschwimmer haben ihre persönlichen Bestzeiten nach einer Massage mit Lemongrass verbessert.

»Make love, not war« war der Hippie-Slogan der sechziger Jahre; er fand ein Echo im verschwenderischen Gebrauch von Patschuliöl – einer friedlichen und erotischen Duftnote. Patschuli ist wie Sandelholz und Vetiver ein »erdhafter« Geruch und ist wie diese wegen der subtilen Ähnlichkeit mit dem Geruch der Fortpflanzungsorgane seit Jahrhunderten in aphrodisischen Zubereitungen und Parfüms verwendet worden.

Viele aromatische Pflanzen imitieren sehr stark den Geruch der Ausscheidungen der Geschlechtsorgane – anregend in unterschwelligen Mengen, deutlich abschreckend in hohen Dosen. Sandelholz besitzt nachweislich Aromamoleküle, die denen in der Samenflüssigkeit ähneln – dasselbe gilt für Kastanienblüten und Orchideen.

Gefühlsprobleme und negative Emotionen können unter anderem erfolgreich mit Ylang-Ylang, Muskatellersalbei und Rose behandelt werden. Rosenöl ist wunderbar heilsam, und wenn es auf den Unterleib aufgetragen wird, wird es Ihnen helfen, Ärger, Sorge und Traurigkeit loszuwerden. Es wirkt sowohl auf körperlicher Ebene (durch die Haut) wie auch auf feinerer Ebene (über den Geruchssinn). Wenn Sie unter Depressionen leiden (aus welchem Grund auch immer), wird Ylang-Ylang Sie aufrichten und trösten und Sie in die Lage versetzen, die Situation aus objektiver Warte zu betrachten und einen positiven Schritt vorwärts zu tun.

Ätherische Öle müssen respektiert werden, will man die gewünschten Ergebnisse erreichen. Wenn beispielsweise zu viel von einem anregenden Öl verwendet wird, kann der Effekt Benommenheit bzw. eine Hautreizung sein – widerstehen Sie der Versuchung zu denken, daß, wenn zwei Tropfen gut sind, vier Tropfen doppelt so viel erreichen. Viele ätherische Öle haben die beste Wirkung in starker Verdünnung; zu viel Ylang-Ylang wird beispielsweise Kopfschmerzen verursachen, während einige wenige Tropfen wahre Wunder bewirken können.

Wenn man ätherische Öle auf die Geschlechtsorgane aufträgt, muß besonders darauf geachtet werden, daß man nur solche Öle verwendet, die für die Schleimhäute unschädlich sind (siehe Kapitel 8). Wenn sie mit Sorgfalt und Verstand angewandt werden, können ätherische Öle Ihnen eine wirksames therapeutisches Mittel in die Hand geben, mit dem Sie Heilung fördern, die Sinneserfahrung intensivieren und Ihr Leben bereichern können. Hier einige Hinweise für alle Arten von Massage:

Was zu tun ist

- Sorgen Sie dafür, daß Ihre Hände warm sind, besonders wenn Sie eine Rückenmassage vornehmen.

- Sorgen Sie dafür, daß das Zimmer warm ist, bevor Sie mit einer Rückenmassage beginnen, denn der Körper kann sich während einer 30minütigen Massage beträchtlich abkühlen.

- Nehmen Sie die Armbanduhr und alle Ringe ab, die Ihren Partner kratzen könnten.

- Sorgen Sie dafür, daß alles zur Hand ist – Öl, Handtuch usw. –, damit die sinnliche Atmosphäre nicht dadurch gestört wird, daß Sie aufstehen, um etwas zu holen.

- Dämpfen Sie das Licht. Es ist unangenehm, wenn einem bei einer Massage grelles Licht in die Augen fällt.

- Nehmen Sie den Telefonhörer ab oder stellen Sie den Anrufbeantworter ein, oder hängen Sie ein »Bitte nicht stören«-Schild an die Tür.

- Genießen Sie, was Sie tun. Massage ist etwas Herrliches.

Was zu vermeiden ist

- Verwenden Sie niemals ätherische Öle, die nicht mit einem Trägeröl verdünnt worden sind.

- Lassen Sie Ihren Partner nicht kalt werden – benutzen Sie Handtücher, um die nicht massierten Körperbereiche abzudecken.

- Benutzen Sie niemals Parfümöle, da diese schaden könnten, sondern nur reine ätherische Öle von einem zuverlässigen Lieferanten.

- Benutzen Sie für die Massage keine ätherischen Öle, von denen Sie nicht wissen, ob sie gut für die Haut sind. Manche Öle wie z. B. Nelkenöl verursachen eine Rötung und starke Reizung der Haut.

- Machen Sie sich keine Sorgen darüber, daß Öl auf die Laken kommt. Es gibt Fleckenentferner, die aus einer Mischung von ätherischen Ölen und anderen natürlichen Bestandteilen bestehen. Reibt man sie auf einen Ölfleck und wäscht sie dann mit kaltem Wasser aus, kann das Tuch in der üblichen Weise gewaschen werden.

»Grünmyrteninsel, wo Blumen in Fülle blüh'n,
der unerschöpfte Quell aller Menschen Verehrung,
Wo Herzensseufzer, von Anbetung verzehrt,
Wie Rosenduft dahintreiben.«

BAUDELAIRE

Kapitel fünf
Schönheitspflege

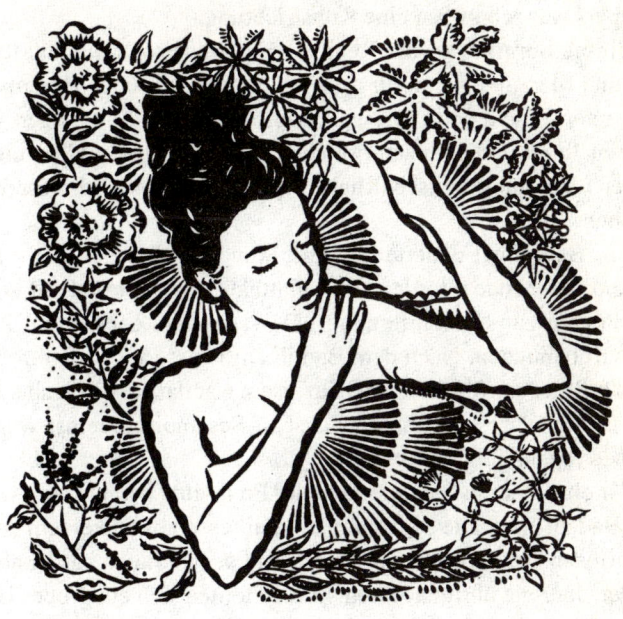

»Hier badet sie zuerst, und rund herum auf ihren Körper
Gießt süßes Duftöl sie und Ströme von Ambrosia.
Die duftenden Winde, die balsamische Brise
durchdringen Himmel, Erde und alle Wege der Luft
mit göttlichem Geist!
Sein Atem grüßt den Sinn der Götter mit mehr als
ird'scher Süßigkeit.«

HOMER, »Die Odyssee«

Eine kurze Geschichte des Bades

Aromatische Bäder und Körperpflegemittel wurden in vielen alten Kulturen weithin angewendet – die Verschönerung des weiblichen Körpers war schon fast eine Kunstrichtung.

Größte Sorgfalt bei der Reinigung, gefolgt von Salbung, Rasieren und Massage waren für die Frauen der arabischen Harems von äußerster Wichtigkeit. Diese Frauen waren berühmt wegen ihres lichten Teints und ihrer samtweichen Haut. Waschen und Reinigung waren nicht nur gesellschaftliche Pflichten, sondern religiöse Zeremonien.

Das Baderitual dauerte mehrere Stunden, oft bis in den späten Abend. Die Mode erforderte eine glatthäutige, haarlose Frau, so daß die Frauen zur Haarentfernung ein Wachs mit Zucker und Zitronensaft benutzten. Nach dem Bad in Duftwassern wurde ihre Haut mit Duftölen parfümiert. Am häufigsten war das Rosenöl, aber auch andere populäre Öle, die zunächst in Sesamöl aufgelöst wurden, fanden regelmäßig Anwendung.

Für eine Haremsfrau, die so vieler Freiheiten beraubt war, wurde das Bad zu einer allesverzehrenden Leidenschaft und einem höchst luxuriösen Zeitvertreib. Der Sultan und seine Frauen hatten private Bäder, aber die übrigen Haremsfrauen teilten sich ein großes Badehaus. Die niedriger gestellten Frauen, die nicht zu den Ehefrauen des Sultans zählten, waren als »Odalisken« bekannt. Odaliske bedeutet Zimmerfrau, was ihren sehr eingeschränkten Lebensstil beschreibt, denn wenn eine Frau durch die »Pforten der Glückseligkeit« in den Harem ging, gab es kein Zurück.

Die heutigen türkischen Bäder sind ein Erbe der großen Haremsbadehäuser, die wiederum von den römischen Thermen abstammten. In unserer Zeit ist das Duschen allgemein üblich. Das Duschen ist in Ordnung für ein rasches Reinigen, wird aber niemals das Baden als therapeutische und meditative Beschäftigung ersetzen. Ein mit ätherischen Ölen beduftetes Bad hat einen doppelten Zweck: das Reinigen des Körpers, indem es Unreinheiten fortnimmt, und die Entspannung von Geist und Körper.

Die japanischen Baderituale haben sich über die Jahrhunderte hinweg kaum verändert und sind auch heute noch eine Familiensache. Das Familienoberhaupt nimmt das erste und heißeste Bad des Tages, worauf dann das Wasser wieder aufgewärmt wird, bis jedes Familienmitglied sein Bad gehabt hat.

Liza Dalby erklärt in ihrem Buch »Geisha«: »Außer bei extremer Raumnot besitzen japanische Wohnungen getrennte Bäder und Toiletten. Die Toilette nimmt den kleinstmöglichen Raum ein, während viel Geld in ein großes und luxuriöses Bad gesteckt wird. Duschvorrichtungen neben der Wanne sind populär als Hilfsmittel beim Einseifen, Schrubben und Abspülen, bevor man in die Wanne selbst steigt, aber eine Dusche westlicher Art anstelle einer Wanne ist undenkbar.« So wichtig ist ein entspannendes Bad nach einem anstrengenden, langen Arbeitstag, daß ein Tokioter Geschäftsmann heutzutage vom Büro aus per Telefon sein Vollbad elektronisch programmieren kann, so daß es bei seiner Ankunft zu Hause bereit ist.

Die »Damen der Nacht« des alten Japan trimmten und pflegten ihr Schamhaar mit großer Sorgfalt, und ein erfahrener Mann konnte angeblich den »Grad sexueller Erfahrung einer Frau erkennen, indem er sich mit einem Blick über den Zustand ihres ›Gestrüpps‹ in Kenntnis setzte« (»Geisha«). Das Rasieren des Schamhaars ist ein kühner Schritt, denn es juckt sehr stark und reizt besonders, wenn es nachwächst. Das Trimmen des Schamhaars in eine ordentliche, gekämmte Form ist viel leichter und durchaus nicht unangenehm – es ist dazu sehr sexy.

Und da Haar den Duft behält, kann etwas »After-Trimm-Lotion« aufgetragen werden, so daß aus Ihrem Schamhaar ein feiner Duft verströmt. Was immer Sie wählen – von der delikaten Duftnote von Neroli bis hin zum schwer sinnlichen Patschuli –, Sie können auf diese Weise Ihren eigenen Duftstil kreieren.

Mehr als je zuvor schätzen wir heutzutage das Baden in duftenden Ölbädern, nicht nur wegen des sinnlichen Genusses, die herrlichen Essenzen einzuatmen, sondern weil das Eingetauchtsein in heißem, duftendem Wasser Streß und Spannungen fortnimmt. Mit dem richtigen Öl kann ein Bad eine Schönheitsbehandlung für den ganzen Körper sein, Flecken beseitigen und trockene Haut auffrischen, so daß man eine halbe Stunde, nachdem man ins Bad gestiegen ist, als neuer Mensch herauskommen kann, der alle Sorgen und Frustrationen des Tages hinter sich gelassen hat. Ihre Haut wird einen feinen Duft verströmen und sich seidig anfühlen, und Sie sollten sich schön und liebesfähig fühlen.

Schöne Haut, gesunder Körper

Unsere Haut ist ein Spiegel unserer inneren Gesundheit. Wenn das richtige Öl gewählt wird, werden sowohl innere Probleme wie auch der Zustand der Haut Besserung erfahren – für viele Hautprobleme gibt es Lösungen mit ätherischen Ölen.

Wenn die Poren der Haut verstopft sind, so ist der erste Schritt zur Besserung ein Ölbad, da die ätherischen Öle die Eigenschaft haben, das Gewebe zu reinigen und dem Körper bei der Ausscheidung von Toxinen zu helfen. Lavendel- und Rosenöl, die nicht nur starke antiseptische Funktion, sondern gleichzeitig eine sanfte Wirkung auf die Haut haben, können in Bädern und zur Massage erkrankter Körperteile angewandt werden.

Verstopfte Poren sind oft Symptome von schlechter Durchblutung, denn es ist das kreisende Blut, das den Hautzellen ihren Sauerstoff bringt und ihre gesunde Funktion aufrechterhält. Ein Rosmarinbad oder eine Rosmarinmassage wird Geist und Körper kräftigen und wegen der anregenden Eigenschaften den Blutkreislauf und damit letztendlich den Zustand der Haut verbessern.

Chronische Hautprobleme wie Ekzeme und Psoriasis können mit

den ätherischen Ölen von Lavendel, Bergamotte, Neroli und Rose in einer Jojobaöl-Basis behandelt werden.

Ein fleckiger Teint wird mit einer abendlichen Gesichtsmassage mit antibakteriellen Ölen deutlich verbessert, sowie mit einer Baderoutine, so daß die ganze Körperoberfläche regelmäßig mit verdünnten ätherischen Ölen in Berührung kommt.

Collagen ist ein Protein und der Hauptbestandteil des Bindegewebes. Wenn der Körper an einer Bindehauterkrankung leidet, ist das grundlegende Problem eine Entzündung – ohne Infektion – und das Ergebnis eine strukturelle Störung der Collagenstränge.

Wenn ätherische Öle benutzt werden, um die Gesundheit des gesamten Körpers wiederherzustellen und zu bewahren, kann das das Aufkommen von Autoimmun-Erkrankungen (wie rheumatische Arthritis) verhindern, die auftreten, wenn der Körper seine eigenen Proteine nicht mehr erkennen kann und beginnt, seine eigenen Zellen anzugreifen. Vorbeugen ist besser als Heilen.

Rosenöl ist seit je eines der heilsamsten Öle für die weibliche Haut gewesen, wie es folgende Geschichte aus der »Odyssee« erzählt:

»Milto, eine schöne Jungfrau, die Tochter eines bescheidenen Handwerkers, hatte die Gewohnheit, jeden Morgen frische Blumengirlanden im Tempel der Venus niederzulegen. Ihre wunderbare Schönheit war einmal fast durch einen Furunkel zerstört worden, der an ihrem Kinn wuchs. Aber sie sah in ihrem Traum die Göttin, die ihr sagte, sie solle einige der Rosen von ihrem Altar darauftun. Dies tat sie und gewann ihre Schönheit so vollständig zurück, daß sie schließlich als die Lieblingsfrau von Cyrus auf dem persischen Thron saß. Seit dieser Zeit sind die Heilkräfte der Rose zusammen mit ihrem Duft verehrt worden.«

»Die Rose schenkt einen heilenden Balsam,
Den pochenden Puls der Pein zu stillen.«

ANAKREON

Wie man für sein Gesicht sorgt

Das Schöne an der Aromatherapie-Gesichtsmassage ist, daß sie nicht nur auf der Oberfläche der Haut wirkt, sondern auch in tieferen Schichten. Auf Grund ihrer Flüchtigkeit haben ätherische Öle die Eigenschaft, bis in die tiefsten Hautschichten einzudringen. Ätherische Öle wandern mit dem Blutkreislauf und durch das Lymphsystem. Es ist möglich, eine merkliche Verbesserung des Zustandes Ihrer Haut zu bewirken, indem Sie jede Nacht vor dem Zubettgehen ein Hautöl auftragen. Das Massageöl (siehe Kapitel 8) sollte mit einer sanften Massage aufgetragen werden, mit leichten Aufwärtsbewegungen, und sollte seine Wirkung während des Schlafes entfalten können. Auf diese einfache Weise läßt sich ein makelloser Teint erreichen und beibehalten, und das unabhängig von Ihrem Hauttyp.

Der Heilungsvorgang der Natur ist langsam und beständig; ständig werden Zellen erneuert. Diese Zellerneuerung geschieht bei Säuglingen und Kleinkindern sehr schnell, verlangsamt sich dann jedoch im Alter. Langsamere Zellregeneration bedeutet, daß die Haut immer trockener wird und damit ihre jugendliche Spannkraft verliert. Durch die abendliche Aromatherapie-Gesichtsmassage können wir den Zellen helfen, sich häufiger zu erneuern, und ahmen dadurch den natürlichen Prozeß in einer jugendlichen Haut nach. Die Entfernung von abgestorbenen Zellen wird ebenfalls für eine jünger aussehende Haut sorgen, denn es ist der Widerschein der Haut, der den jugendlichen Glanz verleiht. Umgekehrt verhindert die Ansammlung abgestorbener Hautzellen diesen Widerschein und erzeugt so das Erscheinungsbild einer müden, alternden Haut.

Trockene Haut

Wenn wir älter werden, kann sich unsere Haut trocken und gespannt anfühlen und auch so aussehen. Mangels natürlicher Öle bekommt trockene Haut schneller Runzeln als fettige; sie braucht daher eine tägliche »Nahrung« schützender und nährender Öle. Trockenheit der sichtbaren Hautschicht (Epidermis) tritt auf, weil die darunter liegende Hautschicht (Epithel) nicht fähig ist, genügend Wasser festzuhalten. Man braucht ein Mittel, um die Feuchtigkeit der Haut zu bewahren und Feuchtigkeit aus der Atmosphäre anzuziehen. Glyzerin wird üblicherweise in der Kosmetik als Feuchtigkeits-spender für die Haut verwendet, da es Feuchtigkeit aus der Luft an-zieht. Solche Mittel sind nützlich, solange die Luftfeuchtigkeit hoch ist. Bei trockener Luft ist eine andere Hautpflege nötig, um eine sei-denglatte Haut zu bewahren.

Jojobaöl wird aus dem Wüstenstrauch »Simondsia chinensis« gewonnen. Es ist ein flüssiges Wachs, das der Haut Feuchtigkeit und Glanz spendet. Zusammen mit ätherischen Ölen wie Rose, Sandel-holz und Vetiver kann Jojoba die Haut nähren und ein jugendliches Aussehen bewirken.

Dietrich Gümbel meint, daß »Vetiver die Haut von neuem gut be-feuchten, fest und seidig machen kann, da die Fasern des Bindege-webes auch leichter anschwellen und fähig sind, mehr Wasser zu binden«. Sandelholz, ein weiteres ausgezeichnetes Hautpflegeöl, erfreut sich seit alters her wegen seiner heilsamen Wirkung auf die weibliche Haut großer Beliebtheit.

Die Hautpflegeroutine beginnt gewöhnlich mit einer gründlichen Reinigung der Haut. Während viele fertige Reinigungsmittel De-tergentien oder Alkohol enthalten, die nicht gut für die Haut sind, können Sie Ihr Gesicht mit Blütenwasser reinigen (siehe Seite 106). Am Morgen kann man seine Haut auf natürliche Weise befeuchten, indem man eine feine Schicht Blütenwasser auf der Haut läßt und sodann eine winzige Menge »Nachtöl« aufträgt. Fertige Feuchtigkeitscremes sind lediglich eine Mischung aus Ölen und Wasser, die zu einer Emulsion verbunden werden.

Trockene Haut kann die Folge anderer Faktoren als der natürliche Alterungsprozeß sein:

- Zentralheizung,
- übermäßiges Sonnenbaden oder Mißbrauch von Solarien,
- unausgewogener Vitamin- und Mineralhaushalt, möglicherweise durch eine ungesunde Ernährung,
- Rauchen,
- übermäßiger Alkoholgenuß,
- Streß,
- hormonale Veränderungen während der Wechseljahre,
- Kontakt mit starkem Wind.

Blütenwasser

Es gibt im Handel eine begrenzte Anzahl von Blütenwassern; viele davon enthalten entweder synthetische Duftstoffe oder Alkohol, die beide nicht gut für die Haut sind.

Machen Sie Ihre eigenen kostengünstigen Blütenwasser, indem Sie etwas ätherisches Öl in reines Quellwasser geben.

Ätherische Öle sind natürliche Hautreiniger, und ein Blütenwasser ist ideal für die Reinigung des Gesichts am Ende des Tages.

Benutzen Sie Blütenwasser anstatt einer Reinigungscreme, um Ihre Haut zu waschen, um Ihr Gesicht zu jeder beliebigen Tageszeit zu erfrischen; mischen Sie es mit Kamelienöl, um sich eine Lotion zur raschen Hautbefeuchtung herzustellen; nehmen Sie es zur Pflegespülung nach dem Haarwaschen oder als Augenkompresse.

Sie können die Stärke des Blütenwassers selbst bestimmen; am besten sind 1 bis 5 Tropfen Öl auf 100 ml Wasser.

Besonders geeignete Öle für Blütenwasser sind Lavendel, Neroli, Bergamotte, Muskatellersalbei, Rose und Rosenholz, Kamille, Rosmarin und Ravensara.

Fette Haut/Akne

Viele ätherische Öle wie Lavendel, Bergamotte, Neroli, Sandelholz, Tea-Tree, Ylang-Ylang und Zitrone haben reinigende Eigenschaften und wirken antibakteriell; ihre Anwendung hilft bei Aknebefall. Hormonveränderungen während der Pubertät lassen den Körper Substanzen erzeugen, die sich, wenn Sie nicht rasch durch Leber und Nieren wieder ausgeschieden werden, im Körper ansammeln und Ausschläge im Gesicht und am Hals und gelegentlich an anderen Stellen des Körpers wie auf der Brust oder am Rücken verursachen. In solchen Fällen werden routinemäßig Antibiotika verschrieben, die jedoch zu einer weiteren Anhäufung von Giftstoffen führen können. Akne tritt gewöhnlich bei Teenagern, besonders bei Jungen, auf, wenn die männlichen Hormone (Testosteron und Androsteron) überaktiv werden und der Östrogenspiegel zu niedrig wird, was zu einer Überproduktion von Sebum (Talg) führt. Dieser Vorgang kann durch »regulierende« Öle wie Geranie, Muskatellersalbei und Orange bekämpft werden.

Wo Akne ein Problem ist, gibt es immer die Versuchung, Ätzmittel anzuwenden oder die Pickel auszudrücken, doch sollte beides vermieden werden, da dies nur die Talgdrüsen anregt und die Vermehrung von Bakterien begünstigt. Reinigen Sie vielmehr Ihre Haut gründlich mit einem therapeutischen Blütenwasser, um Make-up, Oberflächenschmutz und Fett zu entfernen. Massieren Sie dann sanft ein gegen Akne wirksames Öl in Ihre Haut. Es wird in tiefen Schichten wirken, die Talgabsonderung regulieren und einen natürlichen Schutzschild über den infizierten Stellen erzeugen. Wenn man sie kurz vor dem Zubettgehen aufträgt, werden die ätherischen Öle während des Schlafes Ihr Immunsystem unterstützen. Sehr giftbelastete Haut wird anfangs nicht viel Öl aufnehmen. Wird es jedoch über längere Zeit hinweg regelmäßig angewendet, so zeigt sich die Besserung Ihrer Haut an der Fähigkeit, mehr Öl aufzunehmen. Sie werden nicht über Nacht einen makellosen Teint bekommen, aber mit jedem Tag werden Sie eine Verbesserung der Beschaffenheit und des Aussehens Ihrer Haut feststellen.

Die Haut des Erwachsenen

Wenn wir älter werden, erneuern sich unsere Zellen nicht so schnell wie früher, unsere Haut verliert ihren sanften Glanz und ihre Elastizität. Manche ätherischen Öle können berechtigterweise Verjüngungsmittel genannt werden, weil sie das Nachwachsen der Hautzellen beschleunigen und damit eine jugendlich aussehende gesunde und weiche Haut erzeugen. Verjüngung ist kein Wort, das man in der Werbung verwenden darf, doch ist es genau das, was ätherische Öle bewirken können. Manche Öle wie Lavendel und Tea-Tree haben die Fähigkeit, neue Hautzellen nachwachsen zu lassen, was durch die vielen Berichte von Heilerfolgen mit diesen Ölen bei Brandwunden und Narben belegt ist. Andere Öle, die in die Kategorie der verjüngenden Öle fallen, sind Neroli, Rose, Myrrhe und Weihrauch.

Bereiten Sie Ihre Haut für eine abendliche Massage vor, indem Sie sie mit Blütenwasser reinigen und anschließend Ihr Gesicht und Ihren Hals massieren (siehe Kapitel 4). Um das Eindringen dieser Essenzen in das Massageöl zu verstärken und um sich selbst ein bißchen zu verwöhnen, legen Sie nach der Gesichtsmassage eine Neroli- oder Geranienkompresse auf und legen sich etwa eine halbe Stunde hin und hören Ihrer Lieblingsmusik zu.

Eine lindernde Kompresse

Füllen Sie eine 100-ml-Flasche Blütenwasser unter Verwendung von Lavendel, Neroli oder Kamille, und tauchen Sie zwei Wattebäusche hinein. Drücken Sie die überschüssige Feuchtigkeit aus und legen Sie sich die Bäusche auf die Augen. Ruhen Sie dann etwa 20 Minuten.

Eine Kompresse entspannt die Augen von Kontaktlinsenträgern (nehmen Sie die Kontaktlinsen vor dem Auflegen der Kompressen ab) und hilft auch dann, wenn man nach einer Party vom Rauch gereizte, entzündete Augen hat und womöglich noch Kopfschmerzen.

Hüften und Schenkel

Für viele Frauen sind Hüften und Schenkel die Körperteile, die am meisten Sorgen bereiten. Diät allein beseitigt nicht immer unerwünschtes Fett, aber Diät zusammen mit Körperübungen und entgiftenden und kräftigenden Ölen können sehr viel ausmachen.

Zellulitis ist der andere Name für Orangenhaut; befallen sind häufig die Schenkel. Zellulitis entsteht durch die Ansammlung von Giftstoffen und Fettablagerungen, die eigentlich normalerweise hätten ausgeschieden werden sollen, die sich aber auf Grund eines trägen Kreislaufs (möglicherweise durch viel Schreibtischtätigkeit) im Fett der Schenkel und des Gesäßes abgelagert haben.

Zellulitis ist ein sichtbares Zeichen nicht nur für die Verstopfung der Haut, sondern der Ausscheidungsorgane. Versuchen Sie es mit einer Massage mit Lemongrassöl, das eine ableitende Wirkung hat und die Lymphtätigkeit anregt.

Die allgemeine Fähigkeit von Lemongrass, Infektionen im Bindegewebe zu bekämpfen und auszuscheiden, machen es zu einem wertvollen Hilfsmittel, um schlanker, frischer und widerstandsfähiger zu werden.

Zypressenöl ist adstringierend, regt die Muskeln an und verbessert den Kreislauf. Manche ätherischen Öle wie Wacholder haben einen diuretischen Effekt: bei Massagen angewendet, unterstützen sie die Ausscheidung von überschüssigem Wasser und giftiger Ablagerungen. Jojobaöl scheint die bemerkenswerte Eigenschaft zu haben, Fette in tieferen Hautschichten zu emulgieren, so daß der Körper sie leichter ausscheiden kann.

Welche Öle Sie auch verwenden mögen, um Ihre Schenkel schlanker zu machen und die Stauung loszuwerden, die ätherischen Öle müssen zunächst entsprechend in einem fetten Basisöl verdünnt werden, da eine starke Konzentration die Haut nur reizen wird. Massieren Sie Ihre Beine immer mit nach oben gehenden Bewegungen (in Richtung Herz) und lassen Sie die Bewegungen fest, aber nicht grob sein. Gewebe sollte niemals grob angefaßt werden, besonders, wenn es sich um Zellulitis handelt, sie würde sich nur verschlimmern.

Die Beine

Für ein glänzendes, glattes Aussehen der Beine, und damit sie sich gut anfühlen, tragen Sie nach dem Baden, solange die Haut noch feucht ist, etwas Jojobaöl auf. Jojoba macht auch trockene Haut an Fersen und Zehen weicher.

Tun Sie ein oder zwei Tropfen Lavendelöl dazu, wenn Ihre Haut nach der Rasur oder der Enthaarung gereizt ist.

Die entzündungshemmenden Eigenschaften von Jojobaöl machen es zu einem idealen Mittel gegen Hautinfektionen, Ekzeme und Psoriasis. Es enthält in seiner reinen, ungebleichten Form (kaltgepreßt) Vitamin E.

Die Brüste

Kleine Brüste sind für ihre Besitzerin wenig Anlaß zu Freude – und dieses Gefühl der Unsicherheit kann zu sexueller Gehemmtheit führen. Östrogen ist ist das für die Entwicklung der Brüste verantwortliche Hormon – es gibt Fälle, wo sogar Jungen Brüste bekamen, wenn sie östrogenhaltiges Haarwaschmittel verwendeten.

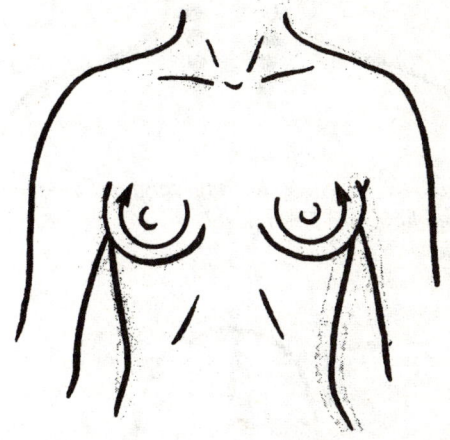

Abbildung 26: Massieren Sie die Brüste auf diese Weise, um sie zu vergrößern und zu festigen.

Manche Pflanzen – vor allem Geranie, Muskatellersalbei und Ylang-Ylang – enthalten Phytohormone (pflanzliche Hormone). Wenn diese Öle in eine Kamelienbasis eingearbeitet und jeden Abend einmassiert werden, ist es möglich, die Brüste zu vergrößern. Führen Sie gleichzeitig die Shiatsu-Brustmassage durch, indem Sie die entsprechenden Punkte pressen (siehe Abb. 12, Kap. 4).

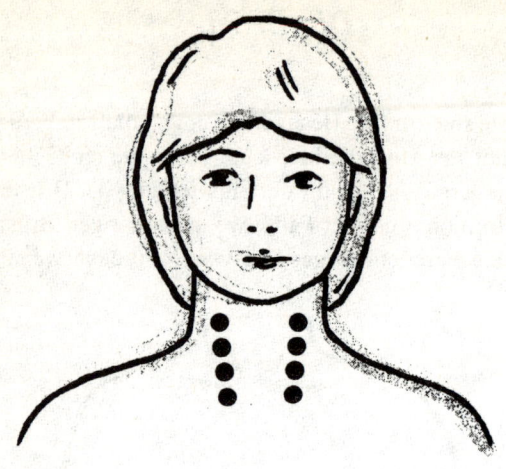

Abbildung 27: Die Massage der angezeigten Punkte vergrößert die Brüste und hält Ihre Haut frisch.

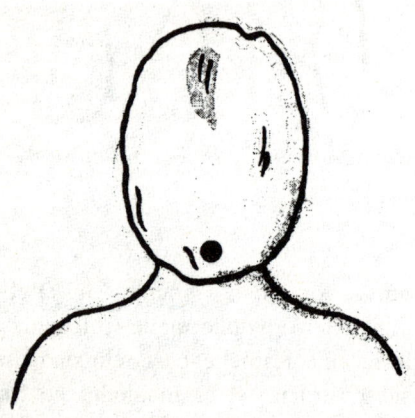

Abbildung 28: Das Massieren auch dieses Punktes bei einer Kopfmassage läßt die Brüste fest und schön bleiben.

Es wird lange dauern, bis Ihre Brüste merklich größer werden, aber seien Sie beharrlich. Die Massage wird Ihre Brüste tonisieren, und das Pressen der Shiatsu-Punkte wird das Immunsystem anregen, so daß Sie sich gut in Form halten.

Auch zu große Brüste werden von manchen Frauen als Verhängnis empfunden, aber Jojobaöl reduziert auf Grund seiner emulgierenden Eigenschaften die Größe der Brüste. Verwendet man es längere Zeit regelmäßig zusammen mit Rosenöl, das eine adstringierende Wirkung hat, so wird es die Brüste noch weiter verkleinern.

Hand- und Fußpflege

Dem alten griechischen Arzt Galen schreibt man das erste Linderungsmittel aus Bienenwachs, Walrat, Mandelöl, Borax und Rosenwasser zu. Heute kann eine einfache Handlotion sehr einfach und leicht hergestellt werden. So wie eine Salatsoße mit Essig und Öl, wird eine »Vinaigrette« aus Blütenwasser, Kamelienöl und ätherischen Ölen von Lavendel, Rosenholz und Sandelholz trockene Haut an Händen und Füßen befeuchten (siehe Kap. 8). Diese Mischung wird sich jedoch nicht lange halten, bereiten Sie sie deshalb in kleinen Mengen zu (höchstens 50–100 ml) und verwenden Sie sie in etwa einer Woche.

Körperlotion

Eine einfache und wirksame Hautlotion entsteht durch Mischen und kräftiges Schütteln von Blütenwasser und Öl (siehe Kap. 8).

Jegliches Öl eignet sich dazu, doch zogen die Römer Mandelöl vor. Tragen Sie es nach dem Bad auf, um die Haut seidig und glatt zu halten.

Bräunen

Gebräunt zu sein ist seit so vielen Jahren in Mode, daß wir vielleicht vergessen haben, daß es einmal für Frauen Mode war, sich nicht der Sonne auszusetzen und dieselbe Hautfarbe zu behalten, mit der sie geboren wurden.

Niemand sollte ein Opfer der Mode werden, sei es hinsichtlich der Rocklänge, einer bestimmten Jahreszeitenfarbe oder der Höhe der Hacken – tragen Sie, was Ihnen steht und womit Sie sich sicher fühlen. Genauso ist auch die Frage, ob wir gebräunt sein wollen, eine persönliche Angelegenheit. Jeder wird dazu ermutigt, zu seinem rassischen Ursprung und zu seiner Hautfarbe zu stehen – bis auf bleichhäutige Menschen, denen man zu verstehen gibt, daß sie etwas »nachbräunen« sollten, um gesund auszusehen.

Seien Sie ehrlich mit sich selbst: Wenn Sie sich entscheiden, blaß und gesund zu sein, so ist das in Ordnung. Sonnenbaden ist ebenfalls in Ordnung. Sorgen Sie jedoch für Ihre Haut, denn sie wird schneller altern, wenn sie der Sonne ausgesetzt ist. Sonnengebratene Haut braucht zusätzliche Nahrung durch fette und ätherische Öle, außerdem sollten Sie zusätzlich Wasser trinken.

Jojoba hat den Lichtschutzfaktor 4, womit es sich für Menschen eignet, die leicht bräunen. Ideal ist Jojoba auch für die Pflege nach dem Bräunen, und zusammen mit etwas Lavendelöl wird es die Haut schützen und die Bräunung bewahren.

Jojobaöl wurde von den Indianern bei vielen Hautproblemen angewendet, wie auch für die Behandlung von trockener und fetter Haut und zum Schutz wie zur Pflege der Haare. Jojoba ist ein wunderbares Linderungsmittel und spielt eine Rolle beim Artenschutz der Wale, da es in der Kosmetik anstelle von Walrat verwendet werden kann, eines Wachses, das aus dem Gehirn des Spermwals gewonnen wird. Jojoba hat viele Eigenschaften, von denen einige einzigartig sind. Es hat die Fähigkeit, Fett zu emulgieren und die Gewebe aufzufrischen, und ist ideal, wenn man einer Diät folgt oder Körperübungen macht, um Gewicht zu verlieren. Jojoba gilt als hypoallergen, was bedeutet, daß es auch für die Anwendung bei empfindlicher Haut sicher ist.

Haarpflege

»O Zöpfe, die sich so um deinen schönen Hals schlängeln!
O Locken! O feine Düfte, die ich einatme!
Entzücken! Um heute nacht unser geheimes Lager zu füllen mit Erinnerungen, die in diesem Haar schlummern;
Ich sehne mich danach, es in der Luft wie einen Schleier zu schütteln.«

BAUDELAIRE

Es heißt, daß kahle Männer aufregender seien als andere, und das mag wahr sein. Aber gesundes, glänzendes Haar ist der Wunsch eines jeden, der Haar besitzt. Wenn das Haar anfängt auszufallen, kann es bereits zu spät sein, um diesen zerstörerischen Prozeß aufzuhalten. Lebenswichtige Nährstoffe müssen den Scheitel erreichen können; eine gesunde Blutzufuhr muß in den Haarboden und die Haarstränge gelangen. Da Streß eine direkte Ursache von Kahlheit sein kann, ist es wichtig, das Streßniveau zu senken, so daß Ihr Haarboden gesund bleibt, auf dem Ihr Haar wachsen kann. Eine Kopfmassage ist ein wunderbares Mittel, um Spannungen loszuwerden, Körper und Geist zu entspannen, während der Haarboden stimuliert und der Haarwuchs angeregt wird.

Aromatherapeutische Haarpflege kann Haar, das gebleicht wurde, Dauerwelle oder Färbung zu ertragen hatte, wiederherstellen. Die ausgewählte Mischung ätherischer Öle, die in eine geeignete Fettbasis gemischt wurden (beispielsweise Jojoba- oder Mandelöl) wird die Wurzeln Ihrer Haare nähren und gleichzeitig jeden Haarstrang mit einer feinen Schicht schützenden Wachses versehen. (Hinweise siehe Kap. 8.)

Trockenes oder geschädigtes Haar

Ungünstige Wetterbedingungen, Dauerwelle, Färben, Wellen oder auch häufiges Waschen mit einem starken Shampoo: all das kann das Haar schädigen, so daß es glanzlos wird und sich trocken anfühlt oder sich spaltet. Machen Sie alle zwei Wochen eine Ölbehandlung, um die natürlichen Fette zu ersetzen, die durch chemische Substanzen oder heiße Sonne ausgelaugt wurden, so daß Ihr Haar besser aussieht und Ihr Haarboden ernährt wird. Massieren Sie Ihre Kopfhaut regelmäßig mit den Fingerspitzen (wenn Sie die Haare waschen oder tagsüber); das wird die Blutzufuhr unterstützen, dem oberen Kopfbereich Energie zuführen und gesundes Haar fördern.

Für Ihre wöchentliche Ölbehandlung machen Sie sich eine Mischung von Ölen (siehe Kap. 8). Gießen Sie etwas von dem Pflegeöl in eine Untertasse oder ein Schüsselchen und tauchen Sie einen Wattebausch hinein. Teilen Sie Ihr Haar in verschiedene Bereiche auf. Tragen Sie in einem nach dem anderen das Öl an den Haarwurzeln auf, bis der ganze Kopf behandelt wurde. Danach bestreichen Sie das Haar der Länge nach mit noch etwas mehr Öl. Da das Haarende der trockenste und sprödeste Teil des Haares ist, vergewissern Sie sich, daß Sie reichlich Öl verwenden. Wenn Ihr Haar gesättigt ist, legen Sie es auf dem Kopf zusammen und binden ein Handtuch darum. Warten Sie mindestens zwei Stunden, bevor Sie sich die Haare waschen, um sicherzustellen, daß das Öl gründlich einwirken konnte. Um das Öl aus dem Haar auszuwaschen, tun Sie etwas Wasser darauf und machen so eine Emulsion, worauf Sie sich die Haare in der gewohnten Weise waschen können.

Fettiges Haar

Fettiges Haar ist das Ergebnis einer Überaktivität der Talgdrüsen. Es ist häufig während der Pubertät anzutreffen sowie während der Periode. Während streßreicher Phasen kann das Haar extrem fettig werden, vielleicht aufgrund des zusätzlichen geistigen Drucks, um mit den Problemen fertig zu werden. Es ist fast so, als wolle sich das Gehirn selbst abkühlen, indem es zusätzliche Mengen von Fett produziert. Wenn Ihr fettiges Haar mit einem Übermaß an Streß zu tun hat, sollten Sie Schritte unternehmen, um sich zu entspannen und zu beruhigen.

Bestimmte Öle haben eine normalisierende Wirkung auf die Talgdrüsen, ohne adstringierend zu sein und die Kopfhaut auszutrocknen. Tea-Tree, Zitrone, Geranie und Lavendel sind einige Öle, die bei der Lösung dieses Problems hilfreich sind und gleichzeitig sicherstellen, daß sich auf dem Kopf keine Pickel bilden. (Siehe Kapitel 8 zwecks Rezepten von ätherischen Ölen für fettiges Haar.)

Tragen Sie das Öl wie oben zur Behandlung von trockenem Haar beschrieben auf, lassen Sie es mindestens zwei Stunden einwirken, und waschen Sie es dann wie gewöhnlich.

Schuppen

Schuppen treten gewöhnlich dann auf, wenn es ein Ungleichgewicht des Fetts auf der Hautoberfläche gibt. Sie kommen nicht von trockener Haut, sondern sind Folge einer Überaktivität der Talgdrüsen. Sie treten oft bei Menschen auf, die zu Akne neigen. Schuppen können auch die Folge einer Nahrungsmittelallergie sein; man sollte dann Schritte unternehmen, um genau festzustellen, welches Nahrungsmittel die Ursache ist. Milchprodukte sind die häufigsten Allergene (einschließlich Pilzprobleme – viele Frauen, die unter Pilzbefall in der Scheide leiden, haben gleichzeitig auch Schuppen).

Wenn Schuppen zugleich mit Kopfschmerzen oder einem steifen Nacken auftreten, sollten Sie einen Chiropraktiker aufsuchen, denn es kommt leicht vor, daß man eine leichte Verspannung der Halswirbel hat.

Obwohl er nicht schädlich ist, kann Schuppenbefall störend sein. Örtlich angewendet kann ein Pflegeöl mit Tea-Tree-Öl auf Jojobabasis den Zustand Ihres Haarbodens deutlich verbessern. Gegen Pilzbefall auf der Kopfhaut ist Tea-Tree-Öl sehr wirksam. Seine fungiziden und antibakteriellen Eigenschaften verhindern das Entstehen von sekundären Entzündungen und beseitigen rasch und sicher das Problem des Talgüberschusses. Für denjenigen, der den Geruch von Tea-Tree nicht mag, kann Jojobaöl zusammen mit Patschuli oder Rosmarin verwendet werden.

Shampoo und Haarfestiger

Es ist relativ leicht, sich selbst ein Shampoo mit ätherischen Ölen herzustellen, da es heutzutage mehrere duftneutrale Shampoos auf dem Markt gibt. Fügen Sie je 100 ml Shampoo etwa 10 Tropfen Öl hinzu, und schütteln Sie dann die Flasche, bis das ganze gut gemischt ist. Nach dem Haarewaschen benutzen Sie als Spülmittel dasselbe Öl, indem Sie einfach 10 Tropfen davon in einen Liter Wasser geben und dann kräftig durchschütteln.

Sie können beispielsweise Ihr Haar mit dem zeitlosen Duft von Myrtenblättern parfümieren. Erinnern Sie sich: Aphrodite, die Göttin der Liebe, benutzte denselben Duft. Oder nehmen Sie eines der Zitrusöle wie Bergamotte, Zitrone oder Orange, die Ihrem Haar und Haarboden anregende Reinheit und Frische verleihen. Haarspülmittel mit Ylang-Ylang oder Patschuli, das Sie nach dem Waschen über Ihre Haare gießen, wird einen bleibenden, sinnlichen Duft hinterlassen, während Rosmarin oder Zypresse Ihre Haare kräftigen, weil sie die Blutzufuhr in Ihrer Kopfhaut verbessern.

In Japan benutzt man üblicherweise kein Parfüm, und Schüler(innen) dürfen überhaupt kein Parfüm, Kölnisch Wasser oder Puder verwenden, was einen Trend zu morgendlichem Haarwaschen gefördert hat. Jungen und Mädchen, die gut riechen wollen, waschen sich die Haare mit ihrem Lieblingsshampoo, was ihnen ermöglicht, die Schulregeln zu umgehen.

Um jedem Haartyp einen geradezu unglaublichen Glanz zu geben, nimmt man etwas Speiseöl oder Nußöl, fügt Jojobaöl und die gewünschten ätherischen Öle hinzu, und massiert das ganze in die Haare ein, wobei man besonders auf die Kopfhaut und die Haarspitzen achtet, vor allem, wenn Ihre Haare lang sind, beziehungsweise sich spalten. Legen Sie das Haar auf dem Kopf zusammen, bedecken Sie es mit einem Handtuch und lassen Sie es so eine halbe bis eine ganze Stunde. Tragen Sie dann etwas Shampoo und Wasser auf, um zunächst eine Emulsion herzustellen, und waschen Sie es dann mit einem milden Shampoo auf die gewohnte Weise.

Eine wöchentliche Behandlung (bei trockenem Haar) oder eine (halb)monatliche Behandlung (bei normalem Haar) wird einen Glanz verleihen, den normale Pflegemittel nicht ganz erreichen, da ein aromatherapeutisches Pflegemittel ganz anders wirkt als ein im Handel erhältliches. Kommerzielle Pflegemittel setzen sich so zusammen, daß sie die chemische Beschichtung der Haare verändern und die molekulare Struktur von positiv zu negativ umschlägt. Obwohl sie bewirken, daß sich Ihr Haar weich anfühlt und aussieht, haben sie nur kosmetischen Nutzen und besitzen keine gute Wirkung auf den wirklichen Zustand Ihres Haares. Jojoba dagegen wirkt ganz anders. Nicht nur beschichtet das flüssige Wachs die Haare und läßt sie glatt und glänzend aussehen, sondern es tut auch der Kopfhaut gut, und eine gesunde Kopfhaut ist die Grundlage für gesundes, glänzendes Haar. Fügen Sie ein Ihnen angenehmes Öl hinzu; wegen ihres sinnlichen Duftes empfehlen sich Rose, Patschuli, Rosenholz und Sandelholz.

Was zu tun und was zu vermeiden ist

Ätherische Öle sind hochwirksame Substanzen und sollten mit Verstand behandelt werden. Bestimmte Öle sollten nie auf die Haut aufgetragen werden; diese Öle sind in diesem Buch entweder überhaupt nicht erwähnt worden oder sind mit der Warnung versehen, daß man sie nicht auf die Haut aufträgt (beispielsweise Nelkenblüte). Die übrigen Öle sind gefahrlos äußerlich anzuwenden, solange man die folgenden Punkte beachtet:

Was zu tun ist

• Vergewissern Sie sich, daß Sie echte ätherische Öle verwenden und kein Parfüm, das als ätherisches Öl bezeichnet wird. Kaufen Sie Ihre Öle nur bei einem vertrauenswürdigen Händler.

• Verdünnen Sie ätherische Öle stets in einem geeigneten Basisöl – Jojoba, Süße Mandel, Kamelie usw. Ein bis zwei Prozent sind reichlich. Viele Menschen finden, daß eine schwächere Mischung angenehmer und wirksamer ist.

• Für Blütenwasser schütteln Sie das Öl gründlich in einer Flasche Wasser. Ätherische Öle lösen sich nicht in Wasser auf, werden sich aber genügend dispergieren, wenn sie kräftig geschüttelt werden.

• Setzen Sie ätherische Öle niemals dem Sonnenlicht aus. Statt ins Bad stellen Sie die Öle lieber in einen Schrank, wo sie nicht dem Dampf ausgesetzt sind, der beim Eindringen in die Flasche das Öl verderben würde.

Was zu vermeiden ist

- Tragen Sie niemals ätherische Öle direkt auf die Haut auf (kleine Flecken darf man mit Lavendel, Tea-Tree oder Ravensara betupfen, oder man behandelt einen Sonnenbrand mit Lavendel). Sie sind hochkonzentriert, und eine zu schwache Verdünnung könnte eine Reizung der Haut hervorrufen. Um Öle in die Haut einzumassieren, ist es nötig, daß man sie in ein fettiges Basisöl mischt, so daß die Reibung zwischen den beiden Hautoberflächen (Hand und Gesicht bzw. Körper) verringert wird.

- Verwenden Sie keine Öle wie Babyöl (ein Petroleumderivat), um ätherische Öle zu verdünnen, da es nur die Oberfläche der Haut versiegeln und den ätherischen Ölen das Eindringen in die Haut versperren würde.

- Ätherische Öle sind sehr flüchtig. Lassen Sie die Ölflaschen nie offen stehen.

»Wenn mein Geist auf dir ruht, welch einen Glanz erhalten
alle Dinge, die mir die Phantasie ins Gedächtnis ruft.
Deine Locken hinterlassen einen bezaubernden Duft,
Viel reicher als das süße Parfüm des Jasmins.«

MOORE,
»Lalla Rokh Hafiz«

Kapitel sechs
Der Weg zur sexuellen Erfüllung

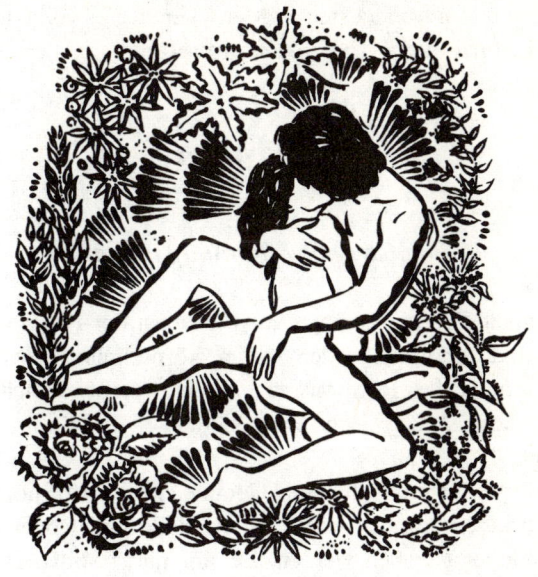

»Die Frau ist wie eine Frucht, die erst dann ihren Duft
verströmt, wenn sie von Händen gerieben wird.
Nehmen wir beispielsweise Basilikum: solange es nicht
von den Fingern gewärmt wird, gibt es keinen Duft ab.
Und wißt Ihr nicht, daß Ambra ihren Duft in sich
behält, wenn sie nicht erwärmt und geknetet wird?
So ist es mit der Frau; wenn du sie nicht mit deinen
Spielen und Küssen belebst, deinen Mund in ihre
Schenkel gräbst und sie fest umarmst, wirst du nicht
erlangen, was du begehrst.«

SCHEICH NEFZAWI, »The Perfumed Garden«

Das Liebesspiel ist etwas Herrliches und Natürliches und sollte genossen und wertgeschätzt werden. Manchmal ergeben sich jedoch Probleme, die unseren Genuß trüben. Dieses Kapitel beschäftigt sich damit, wie Aromatherapie helfen kann. Die hier enthaltene Information ist nicht dazu gedacht, ärztlichen Rat und Betreuung zu ersetzen, sondern wendet sich an Menschen, die es vorziehen, nach Möglichkeit natürliche Therapien einzusetzen.

Für Frauen

Prämenstruelle Spannungszustände

Viele Frauen sind einige Tage vor Einsetzen der Regel gespannt, reizbar und emotional oder haben körperliche Beschwerden. Schwankungen des Hormonspiegels sind verantwortlich für die während dieser Zeit typische Empfindlichkeit und Stimmungsumschwünge.

Öle wie Muskatellersalbei und Geranie, die den Hormonhaushalt ins Lot bringen, können entweder ins Badewasser oder in einen Duftzerstäuber gegeben werden. Lemongrass stabilisiert die Gefühle und kann in einen Duftzerstäuber gegeben oder aus einem Taschentuch eingeatmet werden.

Pilzinfektionen

Pilzinfektionen im Genitalbereich sind vom medizinischen Standpunkt aus geringfügige Probleme, sind aber äußerst lästig. Sie können das Geschlechtsleben beeinträchtigen und so zu Depressionen führen, und da die begleitenden Ausflüsse oft unangenehm riechen, kann es die Betroffene sehr gehemmt machen.

Die üblicherweise verschriebene Behandlung sind antibiotische Salben und Zäpfchen. Obwohl diese Medikamente tatsächlich kurzfristig Linderung verschaffen, sind die Erfolge häufig von kurzer Dauer, und die Infektion kehrt zurück. Ein weiterer Nachteil der örtlich anzuwendenden Antibiotika ist, daß sie zugleich viele förderliche Bakterien abtöten; Langzeitanwendung kann auch die Darmflora zerstören, die bei einem gesunden Menschen vollkommen ausgewogen ist (70 Prozent »gute« Bakterien und 30 Prozent »schlechte« Bakterien) und dann in Richtung »schlechte« Bakterien umkippt.

Duschen

Wenn Sie aufgrund von Pilzproblemen (Soormykose, Candida albicans) Antibiotika verwendet haben und die Probleme trotzdem nicht verschwunden sind, versuchen Sie es mit warmen Duschen und ätherischen Ölen wie Lavendel, Bergamotte, Ravensara oder Tea-Tree (komplettes Rezept in Kap. 8).

Schaffen Sie sich bei einem guten Apotheker eine Scheidendusche oder ein Einlaufgerät an und befolgen Sie die Gebrauchsanweisungen. Tun Sie das ätherische Öl in eine kleine saubere Flasche; fügen Sie Wasser hinzu. Schütteln Sie gut durch, damit sich das ganze gut vermischt, und gießen sie es dann in das Einlaufgerät. Füllen Sie lauwarmes – kein heißes – Wasser nach.

Wie oft Sie diese Dusche brauchen, wird davon abhängen, wie lange Sie vaginale Salben und Zäpfchen erfolglos angewandt haben. Zunächst wird das Duschen alle Reste der antibiotischen Salben herausspülen; weiteres Duschen wird einen sanften Reinigungs- und Heilungsprozeß einleiten. Es ist ratsam, mit zwei oder drei täglichen Duschen zu beginnen, bis etwas Linderung eintritt; danach nur noch ein- bis zweimal täglich, besonders vor dem Zubettgehen, damit Sie ungestört schlafen können. Auch wenn Ihr

Partner keine Symptome zeigt, sollte er seine Geschlechtsteile sorg-
fältig mit den empfohlenen verdünnten Ölen waschen. Falls Sie sich
etwas depressiv fühlen, wenden Sie in Schlafzimmer oder Wohnbe-
reich mit einem Duftzerstäuber eines der stimmungsanhebenden
Öle an, und denken Sie daran, daß Sie das Problem ein für allemal
bereinigen.

Die ätherischen Öle von Zitrone und Niaouli sind beide sehr
wirksam bei der Behandlung von Pilzinfektionen, da jedes Öl einen
spezifischen Ansatz im Urogenitalbereich hat und zugleich dem
Körper hilft, sich selbst zu heilen. Drei Tropfen von jedem Öl auf
etwas braunem Zucker ist die einfachste Art, sich diese Öle nutzbar
zu machen. Die Einnahme erfolgt nach dem Frühstück und vor dem
Zubettgehen. Dies ist jedoch nur dann ratsam, wenn Sie absolut sicher sein können, daß die Öle rein und unverfälscht sind. Wenn
reine, aus kontrolliert organischem Anbau stammende Öle nicht erhältlich sind, sollte man sich auf die äußerliche Anwendung be-
schränken.

»Candida albicans« ist eine Pilzinfektion, und eines des stärksten
funghiziden Öle ist Tea-Tree. Außer einer Scheidendusche mit ätherischen Ölen kann bei einem wirklich schweren Fall von Candida
Besserung erreicht werden, indem man einen Tampon in Tea-Tree-
öl taucht und ihn in die Scheide einführt. Diese einfache Hausbe-
handlung wird Ihnen erlauben, Ihren täglichen Aufgaben ohne das
lästige Scheidenjucken nachzugehen. Wechseln Sie den Tampon
mindestens dreimal am Tag und duschen Sie abends.

Pilzkrankheiten treten oft auf, nachdem man wegen schwerwie-
gender Probleme im Genitalbereich Antibiotika eingenommen hat.
Führen Sie die verschriebene Behandlung zu Ende und konzentrieren Sie sich dann darauf, die Pilzinfektion zu behandeln, indem Sie
den obigen Rat befolgen. Vergessen Sie nicht, reichlich Mineral-
wasser zu trinken, um Ihren Körper bei der Ausscheidung von abgestorbenen Zellen und Antibiotikaresten zu unterstützen.

Blasenentzündung

Dieses ärgerliche und beunruhigende Problem rührt von einer Infektion der Blase oder der Nieren. Das Wasserlassen wird sehr schmerzhaft, und das Brennen wird häufig von einem weiter oben im Unterleib sitzenden Schmerz begleitet.

Sandelholzöl ist für die Behandlung von Infektionen der Harnwege besonders geeignet, da diese üblicherweise von Bakterien verursacht werden und Sandelholz nachweislich eine Breitbandwirkung hat, um viele bakterielle Infektionen zu behandeln. Reiben Sie etwas Sandelholz auf den unteren Rückenbereich auf Taillenhöhe (hier liegen die Nieren). Wenn Ihr Unwohlsein sehr groß ist, nehmen Sie ein Lavendelsitzbad nach jedem Gang auf die Toilette. Ist dies nicht machbar, tun Sie ein oder zwei Tropfen Lavendelöl auf eine kleine Flasche Wasser und benutzen Sie einen Wattebausch, um nach jedem Wasserlassen Ihren Genitalbereich zu reinigen.

Eine alternative Behandlung zur raschen Besserung bei Blasenentzündung ist die, ein oder zwei Tropfen Wacholderbeeröl in Honigwasser einzunehmen. Es ist wichtig, daß Ihr Wacholderbeeröl rein ist; kaufen Sie es nur bei einem zuverlässigen Händler.

Weißfluß/Leukorrhöe

Weißfluß ist für gewöhnlich nicht ansteckend und kann vor Beginn der Menstruation auftreten. Das ist ganz normal. Doch sollte der Ausfluß dickflüssiger sein als üblich, unangenehm riechen oder Reizung verursachen, könnte dies auf eine ernsthaftere Störung hinweisen. Manchmal reagieren Frauen allergisch auf die auf Kondomen und Pessaren aufgetragenen Spermizide.

Versuchen Sie diese einfache und wirksame Methode: Nehmen Sie einen Tampon und tun Sie einige Tropfen Lavendelöl und Tea-Tree darauf. Führen Sie den Tampon ein und wiederholen Sie dies mindestens dreimal am Tag. Nach zwei oder drei Tagen hören Sie mit den Tampons auf und prüfen Sie, ob das Fließen nachgelassen hat. Wenn der Ausfluß weiterhin übel riecht oder ungewöhnlich ist, sollten Sie Ihren Haus- oder Frauenarzt aufsuchen.

Trockenheit der Scheide

Manchmal sondert die Scheide genügend Flüssigkeit ab, manchmal nicht. Faktoren, die dies beeinflussen, sind ein schwankender Hormonspiegel, wenn Sie die Pille nehmen, oder wenn Ihre Gedanken von Negativem beherrscht oder Ihre Gefühle unter Druck sind.

Eine einfache und wirksame Soforthilfe besteht darin, etwas Kamelien- oder Jojobaöl direkt auf die Scheide aufzutragen. Für Langzeitwirkung nimmt man Bäder mit Geranie und Muskatellersalbei, da diese beiden Öle »Hormonregulatoren« sind und auch auf geistiger Ebene wirken, um Ihre Gefühle wieder ins Lot zu bringen.

Frigidität

Definiert als »Mangel an Freundlichkeit oder Begeisterungsfähigkeit, Stumpfheit, sexuelle Nichterregbarkeit (bei der Frau)« und »Mangel oder Gehemmtheit sexueller Empfindungen, die bisweilen bis zur Aversion geht«, ist Frigidität schwer auszumachen. Impotenz bei einem Mann ist leicht festzustellen (keine Erektion), bei Frigidität gibt es nichts so Greifbares.

Da die Sexualreaktion im Gehirn beginnt, gibt es verschiedene ätherische Öle, die die Stimmung anheben und eine Frau sinnlich stimulieren. Das bedeutet jedoch nicht, daß sie automatisch auf ihren Partner eingehen wird. Denn genauso, wie Sex im Gehirn beginnt, kann er dort auch aufhören – wenn Ärger und Groll sich zusammenbrauen können und nicht offen diskutiert werden, wird das die so wichtige Verbindung zwischen Gehirn, Hormonen und Genitalien zusammenbrechen lassen, und anstelle einer »Ja«-Reaktion ist die Antwort wahrscheinlich ein »Ich bin nicht in Stimmung«. In »Taoist Secrets of Love« schreibt Mantak Chia: »Sex beginnt eigentlich lange vor dem Akt, denn die Energie, die man da ansammelt, wird sich dann ausdrücken, wenn man mit dem Geschlechtsakt selbst beginnt. Versuche, jedes Gefühl der Aufregung oder des Ärgers zu beruhigen, denn solches wird mehr als alles andere den Energiefluß hin zum Partner und in dir selbst sperren.«

Das Versperren der Gefühle hin zum Partner könnte leicht den Effekt haben, daß man den Energiefluß zu verschiedenen Bereichen des eigenen Körpers versperrt; dazu gehört auch das System der innersekretorischen Drüsen. Testosteron ist das hauptsächlich für den Geschlechtstrieb verantwortliche Hormon, sowohl bei Männern als auch bei Frauen, und der Spiegel dieses Hormons ist nicht nur bei Männern und Frauen verschieden, sondern auch unter Frauen, wobei manche Frauen zehnmal so viel Testosteron erzeugen wie andere. Angst, Streß und Furcht lassen den Testosteronspiegel sinken. Daher verwendet man solche ätherischen Öle, die Angst bekämpfen, wie Neroli, Rosenholz, Fichtennadel, Patschuli, Zitrone, Jasmin, Muskatellersalbei oder Bergamotte, in Bädern oder bei Massagen, und jedes der entspannenden ätherischen Öle wie Lavendel oder Rose, um eine Streßlösung zu erreichen. Angstzustände können durch das Einmassieren von Rose oder Rosmarin in das Sonnengeflecht verringert werden.

Studien haben ergeben, daß ein gesunder sexueller Hunger einer Ehe förderlich ist und daß die Frauen mit dem höchsten Testosteronspiegel die besten Ehen haben. Wie aber kann man den Testosteronspiegel erhöhen?

Wenn ein Mann zu viel Testosteron besitzt, ist das Ergebnis reine Agression. Daraus ließe sich schließen, daß eine Frau ihren Testosteronspiegel erhöhen könnte, indem sie eine »männlichere« Rolle einnähme – im Schlafzimmer beispielsweise, indem sie die sexuelle

Initiative ergriffe und eher die dominierende als die passive Rolle spielte. Der Rollenwandel selbst könnte aufregend sein, wie auch jedes Sich-Festfahren in alten Geleisen langweilig ist, und zwar nicht nur in unserem bewußten Geist, sondern in den Tiefen der Psyche.

Langeweile ist auch ausschlaggebend bei fehlender weiblicher Reaktion – wenn es ein nur ungenügendes Vorspiel gibt, warum sollte sie sich etwas daraus machen? Warum sollte man in eine Eisdiele gehen, wenn nur dem Partner das Eis schmeckt? Schließlich wird man denken: »Laß mich in Ruhe – was ist schon für mich drin?« Jolan Chang schreibt in »The Tao of Love and Sex«: »Sex kann für einen Mann mechanisch werden, wenn er das richtige Vorspiel vergißt oder ignoriert. Erwärme die Frau mit dem richtigen Vorspiel und Wärme des Gefühls. Wenn du ihren Körper oder den Liebesakt als etwas erachtest, das dir selbstverständlich zukommt, so wird die Frau nicht richtig darauf vorbereitet sein, ihre Liebesenergie durch ihre Brüste und Lippen auszutauschen. Wenn der einzige Kontakt nur der von Glied und Scheide ist, wird die Energie nicht in das höhere Herzzentrum fließen; damit vernichtet der Mann den eigentlichen Zweck seiner Suche, denn er benutzt die Frau nur für eine Art von Selbstbefriedigung.« Es ist besser, eine Weile lang keinen Sex zu haben, so daß sich zwischen Ihnen und Ihrem Partner wieder Anziehungskraft aufbauen kann. Entdecken Sie andere Wege – Massage, Gespräche; lesen Sie einander erotische Prosa vor – all das stimuliert die vielen verschiedenen Ebenen, die nötig sind, um den Liebesakt ganz zu genießen.

In »Healthy Pleasures« schreibt Robert Ornstein: »Als menschliche Wesen sind wir nicht damit zufrieden, wie ein Hund immer wieder denselben Beschäftigungen nachzugehen – einen Rundgang machen, sich kratzen, einen Knochen annagen. Wir suchen in unserem Leben ständig nach Vollkommenheit und streben dem Ziel des Glücklichseins zu. Sexuelle Erfüllung, Sexualtherapie ist ein Ansatz dazu, daß ein Mensch durch regelmäßige geschlechtliche

Vereinigung zu befriedigender Erfüllung gelangen kann, seinem Partner Genuß bringen und selbst den Genuß erlangen kann, den er zum Glück braucht. Guter Sex ist die Grundlage fast aller glücklichen Ehen, und guter Sex kann nicht langweilig sein.«

Für den Mann

Impotenz

»Wenn der Krieg ein Glücksspiel ist,
so ist die Liebe eine Lotterie;
beide haben ihre Hochs und Tiefs.
In beiden können scheinbare Helden
zusammenbrechen.
Bedenke wohl: Ist Liebe eine Wahl der Sanftheit?
Sie verlangt nach Unternehmungslust und Mut.
Nehmt es mir ab, daß Liebende alle Soldaten in
Cupidos Privatarmee sind.«

OVID, »Amores«

Die zeitweilige Unfähigkeit zur Erektion kann jedem Mann irgendwann in seinem Leben zustoßen. Die Gründe können körperliche Erschöpfung sein, schlechte Gesundheit, die Nebenwirkungen von Medikamenten oder unausgesprochener Groll gegenüber dem Partner, die den Energiefluß oder die chemischen Botschaften an die Geschlechtsorgane blockieren.

Oder vielleicht versucht der Körper, seinen Zinkvorrat zu schützen. Bei jeder Ejakulation verliert der Mann 2,5 mg Zink. Während Zink in vielen naturbelassenen Lebensmitteln zu finden ist, kann ein Mann, der sich nur von Fertiggerichten ernährt, einen deutlichen Zinkmangel haben.

Was immer der Grund für eine vorübergehende Impotenz sein mag: Es ist besser, zuzugeben, daß ein »vollständiger Geschlechtsverkehr« nicht stattfinden kann, und stattdessen in anderer Weise liebevoll und sinnlich zu sein.

Andauernde Impotenz wird wahrscheinlich eine Beziehung belasten, da der Partner denken wird: »Er liebt mich nicht mehr.«

Seien Sie ehrlich mit sich selbst und Ihrem Partner und sprechen Sie offen darüber, was Sie fühlen.

Forschung über Sex und Hormone (so das folgende Zitat aus »Sexual Secrets«) hat ergeben: »Die Hormonsekretion wird durch die Hypophyse gesteuert, die im Kopf sitzt. Die Niveaus der männlichen Geschlechtshormone werden durch sinnliche Stimuli erhöht; Angst, Streß und Furcht lassen jedoch den Testosteronspiegel sinken.«

Das Lösen von Streß durch entspannende Aromatherapiemassagen und -bäder sowie das Pressen der Shiatsu- bzw. Akupressionspunkte zu Stärkung des Fortpflanzungssystems (siehe Kap. 4) werden eine Verbesserung bewirken.

Bei einen Mann, der eine Zeitlang impotent war, werden eine tägliche Reflexzonentherapie am Penis sowie Ölbäder und die Anwendung von Sandelholz hilfreich sein.

Vergessen Sie nicht die Macht der Vorstellungskraft: Kombinieren Sie Ihren Geruchssinn mit »gelenkter Visualisierung«. Füllen Sie Ihr Zimmer mit Ihrem Lieblingsduft –, sagen wir Jasminöl – schließen Sie die Augen und stellen Sie sich vor, daß Sie mit Ihrem Partner herrliche Stunden verbringen; sich selbst hingeben heilt die Spannungen. Sehen Sie es vor Ihren inneren Augen und spüren Sie, wie gut Sie sich dabei fühlen.

Praktizieren Sie täglich stärkende Gedanken, während Sie Ihren Lieblingsduft einatmen, bis hin zu dem Tag, wo alles Wirklichkeit wird und Sie geheilt sind.

Vorzeitiger Samenerguß

Das von Männern nach der Impotenz am meisten gefürchtete Problem ist der vorzeitige Samenerguß.

Spannungen können eine Hauptursache von vorzeitigem Samenerguß sein, wenn es einen plötzlichen Energiestau im Penis gibt; vielleicht hatte der Mann seit langem keinen Geschlechtsverkehr oder ist gespannt, besonders im Unterleib und im Gesäß. Lassen Sie Ihre Partnerin diese beiden Bereiche mit entspannenden Ölen wie Lavendel, Rose oder Geranie massieren; das stärkende Rosmarinöl wird am Sonnengeflecht angewandt. Folgen Sie den Anweisungen zur Behandlung von vorzeitigem Samenerguß anhand der »Druckpunkte« (in Kap. 4). Wenn unterdrückte Gefühle die Ursache sind, sprechen Sie darüber, lassen Sie auf diese Weise zwischen sich einen »Energiefluß« im Alltagsleben entstehen. Warten Sie damit nicht, bis Sie im Schlafzimmer sind; lassen Sie Kommunikation zu einem Bestandteil Ihres täglichen Miteinanders in Liebe und Fürsorge werden. Und lieben Sie auch sich selbst – wir müssen glauben können, daß wir es wert sind, Liebe und Glück zu empfangen, wenn wir sie erfahren wollen.

Wundsein an Penis und Hodensack

Wundheit durch kratzende oder enge Kleidung, Empfindlichkeit gegenüber Spermiziden oder ein zufälliger größerer Kratzer können mit Lavendelöl behandelt werden.

Setzen Sie sich in ein Bad von etwa 10 cm Wasserhöhe, dem Sie 10 Tropfen Lavendelöl hinzugefügt haben. Lavendel hat starke Heilkräfte und wird rasch und sicher wirken. Wenn das Baden Schwierigkeiten bereitet, tun Sie 4 bis 5 Tropfen auf eine kleine Flasche Wasser, schütteln Sie gut durch und benutzen Sie Watte, um die Mischung auf die betroffenen Stellen aufzutragen.

Probleme, die bei Frauen und Männern auftreten

Geschlechtskrankheiten

In vielen westlichen Ländern ist es illegal, jemand anderen außer sich selbst bei ernsthaften Geschlechtskrankheiten wie Tripper oder Syphilis zu behandeln (Seltsamerweise ist es nicht strafbar, jemanden mit diesen Krankheiten anzustecken, sondern nur, wenn man hilft!). Über die Jahrhunderte hinweg haben sich die Menschen in Indien und anderen asiatischen Ländern jedoch bei Tripper erfolgreich mit Sandelholzöl und anderen Pflanzenheilmitteln beholfen. Das Öl kann innerlich genommen werden – man kann bis zu sechs Tropfen am Tag in etwas Honigwasser oder auf einem Stück Zucker einnehmen. Sandelholzöl hat einen bitteren Geschmack, den manche Menschen als unangenehm empfinden, weshalb die Regel gilt, daß man die Pille versüßen soll. In Band III der »Indian Medicinal Plants« heißt es: »Das Holz hat einen bitteren Geschmack; es ist ein Herz- und Gehirntonikum, wirkt adstringierend und laxierend auf den Darm, ist hilfreich bei Entzündungen und Tripper.«

Sandelholz ist wirksam bei allen Geschlechtskrankheiten, bei denen es zu einer Schleimabsonderung kommt, und sein milder, schmerzlindernder Effekt ist bei den oft bei Geschlechtskrankheiten auftretenden Schmerzen willkommen.

Herpes

Genitaler Herpes ist eine ernsthafte Viruskrankheit, die jahrelang im Körper bleiben kann und die Tendenz hat, sich zu manifestieren, wenn man unter Streß steht oder unter Depressionen leidet. Mit anderen Worten: Herpes taucht immer dann auf, wenn das Immunsystem einen Niedrigstand erreicht. Die Stärkung des Immunsystems ist wichtig, um wiederkehrenden Anfällen vorzubeugen.

Nützliche Öle zur Stärkung des Immunsystems sind Bergamotte, Sandelholz, Tea-Tree, Niaouli und Ravensara. Eine wöchentliche Massage von Rücken, Schenkeln und Unterbauch wird dem Körper helfen, den Virus unter Kontrolle zu halten.

Mangelnder Sonnenschein kann ein auslösender Faktor für eine Herpeserkrankung sein, desgleichen eine Depression – bleiben Sie deshalb nicht in Selbstmitleid vergraben im Hause hocken, sondern gehen Sie an die frische Luft und verwenden Sie jedes Ihnen bekannte antidepressive Öl, das Sie besonders mögen.

Sollten Sie unglücklicherweise eine Verletzung im Genitalbereich haben, können Sie diese mit Tea-Tree, Niaouli oder Ravensara behandeln, indem Sie einen Tropfen dieses Öls auf einen Wattebausch geben und damit vorsichtig die Wunde betupfen.

Da genitaler Herpes und Mundgeschwüre durch denselben Virus verursacht werden, ist es sehr gefährlich, oralen Sex zu praktizieren, wenn einer der Partner ein solches Geschwür hat. Behandeln Sie es genauso wie eine Wunde an den Geschlechtsteilen.

Pruritus

Pruritus bedeutet Jucken am After oder an den Geschlechtsorganen. Es kann durch äußere Reizung verursacht werden, beispielsweise durch zu enge Jeans oder Unterwäsche oder durch die mißbräuchliche Anwendung von Parfümen oder Deodorants an diesen empfindlichen Stellen.

Nehmen Sie ein- oder zweimal wöchentlich ein Sitzbad mit Lavendelöl, bis das Jucken aufhört. Wenn trockene Haut zu dem Problem beiträgt, wird etwas leicht mit Lavendelöl verfeinertes Jojobaöl, das an dieser Stelle einmassiert wird, Linderung und Heilung bringen (siehe Kap. 8).

Hämorrhoiden

Hämorrhoiden sind eines des schwerwiegendsten Hindernisse für den Geschlechtsverkehr. Hämorrhoiden treten auf, wenn die Mastdarmwand anschwillt und aus dem After austritt, was durch Verstopfung, Alkoholmißbrauch, Streß oder Durchfall verursacht werden kann.

Wenn sogar das Hinsetzen zu einem Schmerz führt, ist leicht einzusehen, daß der Geschlechtstrieb beträchtlich nachlassen kann.

Die Aromatherapie gegen Hämorrhoiden ist denkbar einfach und wirksam. Die beiden in Betracht kommenden Öle sind Lavendel und Zypresse. Zypresse ist stark adstringierend, und nur ein oder zwei Tropfen in einem täglichen Sitzbad sorgen für eine Heilung binnen ein oder zwei Tagen (siehe Kap. 8). Falls Zypresse nicht vorhanden ist oder Sie den Geruch aus irgendeinem Grund nicht ausstehen können, reicht auch Lavendel.

Lavendelwasser kann auch zur Arbeit oder auf Reisen mitgeführt werden, und ein mit dieser Lotion befeuchteter Wattebausch kann nach jedem Gang auf die Toilette benutzt werden. Selbst wenn der Stuhlgang Ihnen Tränen in die Augen treibt, haben Sie zumindest ein Linderungsmittel, auf das Sie sich freuen können, und die Gewißheit, daß Ihr Problem nicht mehr lange andauern wird.

Wechselnde Biorhythmen

Manchmal haben wir mehr Lust, unserem Partner körperlich nahe zu sein, als zu anderen Zeiten. Unsere ständig wechselnden Biorhythmen bringen es mit sich, daß wir an manchen Tagen eine Zunahme oder eine Abnahme unserer mentalen, körperlichen oder emotionalen Zyklen erleben. Jeder dieser drei verschiedenen Rhythmen hat jeden Monat einen »hohen«, einen »tiefen« und einen »kritischen« Punkt (siehe Abb. 29).

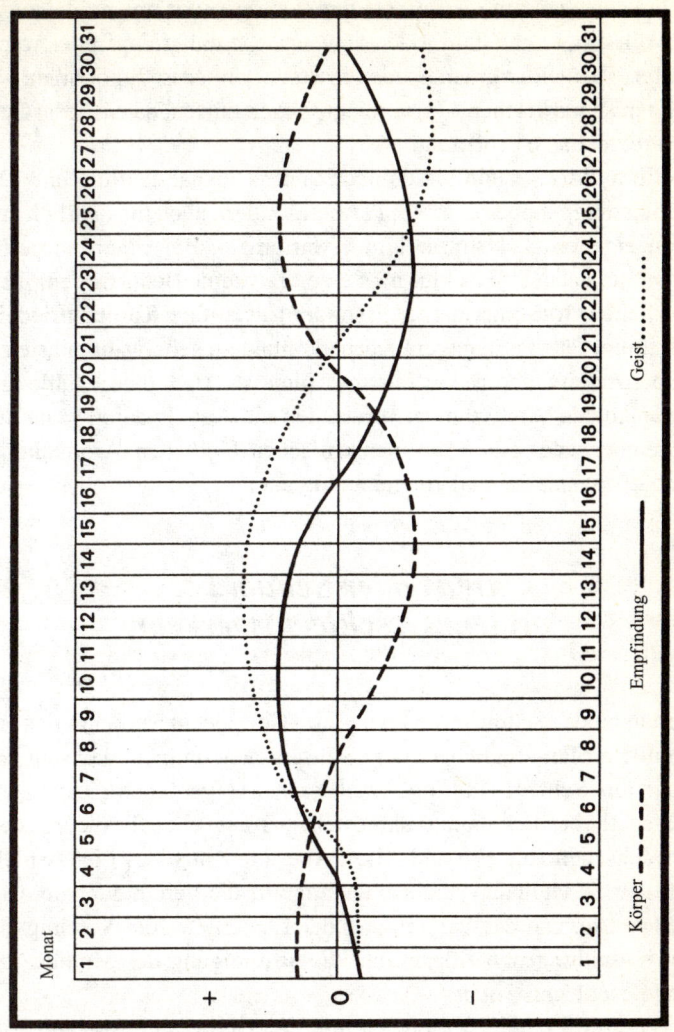

Abb. 29: Biorhythmus-Karte

137

Je nach Stand in diesem Rhythmus mögen wir uns müde, energievoll, emotional stabil oder schwach, mental stumpf oder wach fühlen. Diese Rhythmen werden in Japan sehr ernst genommen, wo Piloten an »kritischen« Tagen nicht fliegen dürfen, da zu dieser Zeit das Fehlerrisiko größer ist.

Biorhythmen beeinflussen auch unsere Sexualreaktion, und das nicht nur gegenüber unserem Partner, sondern auch hinsichtlich unserer eigenen Bedürfnisse und Erwartungen. Bei einem körperlichen Tiefststand im Zyklus mag eine Frau keine Bedürfnis empfinden, einen Orgasmus zu haben, sondern ist einfach damit zufrieden, mit ihrem Partner in engem Körperkontakt zu sein, während sie zu »Hochzeiten« eine wahre Lustmaschine ist. Auch die Gefühle unterliegen den Biorhythmen; verwenden Sie deshalb dann, wenn Sie ein emotionales Tief oder einen kritischen Tag haben, Aromatherapieöle, um sich zu stärken und aufzubauen.

Angst oder Scham bei oralem Geschlechtsverkehr

Bereits in der Schule lernen wir, daß »Geschlechtsverkehr« das ist, wenn ein Mann und eine Frau so zusammenkommen, daß sein Penis in ihre Scheide eindringt. Da das als das eigentliche Ziel von geschlechtlicher Begegnung dargestellt wird, wird es für die meisten Erwachsenen zum Ein und Alles. Aber die Kunst des Liebesspiels schließt als vielleicht genauso wichtig wie die Vereinigung der Geschlechtsorgane die Vereinigung der Lippen ein, die Vereinigung der umschlungenen Körper und die Vereinigung des Mundes mit den Geschlechtsteilen.

Die Angst davor, wie der Partner den Geruch ihrer Scham aufnimmt, läßt viele Frauen vor dem Cunnilingus zurückschrecken. Und doch ist es schade, sich aufgrund solch negativer Vorstellungen des

Genusses und der Freude an dieser intimen Form der Liebesbezeugung zu berauben.

Als Vorbereitung zum Liebesspiel nehmen Sie eine Scheidendusche mit einem duftenden und sinnlichen Öl (siehe Kap. 8), um die Scheide gründlich zu reinigen, so, wie Sie sich die Zähne putzen oder sich den Mund spülen, um sicher zu sein, daß Ihr Mundgeruch frisch ist. Um sich zu überzeugen, daß das eigene »Körperparfüm« für den Partner anziehend ist, könnten Sie etwas von Ihrer Scheidenflüssigkeit auf Ihre linke Schulter tupfen oder zwischen die Brüste und dann beobachten, ob Ihr Partner eine Vorliebe für diese Stelle hat. Die Kurtisanen des Mittelalters zogen Kunden an, indem sie ihre Scheidenflüssigkeit als Parfüm hinter den Ohren und um den Hals auftrugen. Es ist interessant zu vermerken, daß der Geruch von Camembert und Brie an den der Scheide erinnert, der selbst manchmal als »käsig« bezeichnet wird. Wenn Ihr Partner keinen Käse mag oder süße Speisen bevorzugt, könnten Sie etwas selbstzubereitetes Rosenwasser oder Neroli in Honig auf Ihre »Yoni« auftragen (siehe Kap. 8).

Manche Frauen haben eine Aversion oder Angst vor Fellatio, dem in orientalischen Liebesbüchern erwähnten »Spiel auf der Flöte«. Der Geruch der Geschlechtsteile eines Mannes, der gerade gebadet hat, sollte nicht abstoßend sein, denn die Natur wollte, daß dieser Geruch anregt.

Vielleicht lassen erdhafte Gerüche Sie kühl, und Sie ziehen die lieblicheren, ätherischen Düfte von Blumen vor. Warum sollte man dann dem Bukett des Partners nicht etwas Blütenwasser hinzufügen? Achten Sie darauf, daß Sie nur solche Öle verwenden, die die Haut nicht reizen, beispielsweise Rose, Neroli, Ylang-Ylang usw., und verdünnen Sie sie ausreichend.

In Indien und China wurde oraler Geschlechtsverkehr immer als normaler Bestandteil des Liebesspiels angesehen, und in einem orientalischen Buch mit dem Titel »The Golden Lotus« finden wir ein hübsches Gedicht über das »Spielen der Flöte«:

»Nicht aus Bambus oder Stein, nicht auf
Saiten gespielt,
Ist dies der Klang von einem Instrument,
das lebt ...
Wer vermag die Tonart und
die Melodie zu sagen?«

Nebenwirkungen von Medikamenten

Während die meisten sexuellen Störungen gewöhnlich nichts als ein vorübergehender Schluckauf sind, kann bei längerem Andauern des Problems sich zu der körperlichen eine psychische Störung gesellen.

Streß und Krankheit sind zwei häufige Ursache von sexueller Dysfunktion, und doch würden nur wenige Menschen vermuten, daß Medikamente an ihren Problemen schuld sind. Medikamente können durch ihre Wirkung auf das innersekretorische und das Geschlechtsdrüsensystem sowie den Muskeltonus die Libido oder andere Aspekte der Sexualität beeinträchtigen, oder einfach Schläfrigkeit oder Depression verursachen.

Das männliche Fortpflanzungssystem reagiert ebenfalls auf chemische Einflüsse, und manche Nebenwirkungen von Medikamenten kommen einer chemischen Kastrierung gleich.

Während einer medikamentösen Behandlung kommt es bei Männern gelegentlich zu einer Veränderung der Libido, zu Schwierigkeiten, eine Erektion herbeizuführen, zur Unfähigkeit, normalen Samenerguß zu haben, zu verringerten Testosteronwerten (was zum Anschwellen oder Schrumpfen von Penis und Hoden führt), zu verringerten Samenwerten oder zur Bildung von Brüsten.

Medikamente, vor denen zu warnen ist:[1]

- Antihistamine: verabreicht gegen »Heuschnupfen« – außer den bekannten Nebenwirkungen wie Schläfrigkeit können diese Medikamente bei beiden Geschlechtern zu einem Libidoverlust führen; bei Männern kann es zu einer vorübergehenden Impotenz kommen.

- Blutdrucksenkende Mittel: Diese Medikamente können bei beiden Geschlechtern zu einem Libidoverlust führen; bei Männern beeinträchtigen sie gelegentlich Erektion und Samenerguß. Bei Frauen nimmt gelegentlich die geschlechtliche Erregbarkeit ab.

- Beruhigungsmittel: Diazepam kann bei Männern wie Frauen Libidoverlust verursachen; bei Männern beeinträchtigt es gelegentlich die Erektion.

- Tetracyclin: Dieses Medikament, das gewöhnlich gegen Akne verschrieben wird, kann eine Scheidenentzündung verursachen und damit den Geschlechtsverkehr beeinträchtigen.

- Antibabypille: kann verringerte Libido und verringerte Befeuchtung der Scheide bewirken, was den Geschlechtsverkehr beeinträchtigt.

[1] Gill Martlew, »Can Medicine Ruin your Sex Life?«, in: »Living«, Okt. 1989

Ergänzende Heilmittel

Die folgenden Heilmittel sind in den meisten Gesundheitsläden erhältlich und können den natürlichen Gesundheitszustand stärken, der zu einem erfüllenden Liebesleben nötig ist.

Zink

Zink ist lebensnotwendig für ein gesundes Funktionieren der Geschlechtsorgane. Obwohl auch andere Faktoren in Betracht gezogen werden müssen, kann Zinkmangel Impotenz, Depression, Stimmungsumschwünge und beeinträchtigte Fruchtbarkeit verursachen. Die Verfasser von »The Zinc Solution« schreiben, daß »selbst ein nur leicht verringerter Zinkwert die Samenzahl so herabsetzen kann, daß eine Fortpflanzung nicht möglich ist. Auch kann es dadurch zu einem Libidoverlust und zu Impotenz kommen.« Zink ist nachweislich wichtig für die Bildung von gesunden Samen und »bei zeugungsschwachen Männern konnte eine gleichzeitige Verringerung der Spermen wie auch des Zinkgehalts im Ejakulat festgestellt werden«.

Zink befindet sich in natürlicher Form in vielen Nahrungsmitteln, und solange ein Mann eine ausgewogene, gesunde Ernährung bekommt, braucht er sich wahrscheinlich nicht um seine Zinkwerte Gedanken zu machen. Da jedoch bei jedem Samenerguß 2,5 Milligramm Zink verlorengehen, gerät bei unzulänglicher Ernährung nicht nur die Zeugungsfähigkeit in Gefahr, sondern langfristig auch der Gesamtgesundheitszustand.

Zink ist wichtig für das Funktionieren des Immunsystems. Ein andauernder Zinkmangel kann zu einer Fehlfunktion der Thymusdrüse, die der Hauptversorger des Körpers mit Lymphozyten ist, führen.

Auch Frauen brauchen Zink, besonders während einer Schwangerschaft, da aber Frauen kein Zink auf dieselbe Weise wie Männer verlieren, ist die Zinkversorgung nicht so wichtig.

Echinacea

Echinacea ist ein aus Nordamerika stammendes Heilkraut. Es wurde früher als »Blutreinigungsmittel« klassifiziert, gehört aber heute zu den sogenannten »Immunostimulantien«.
Fünfzig Jahre Forschung über die Eigenschaften von Echinacea haben bewiesen, daß es ein nicht-spezifisches Anregungsmittel für das Immunsystem ist, was die Behauptung der Indianer unterstützt, daß seine Heilkraft der aller anderen Pflanzen überlegen ist.
Täglich eingenommen, verstärkt Echinacea die Widerstandsfähigkeit des Körpers gegen Infektionen und zieht mit ätherischen Ölen am selben Strang, um langfristig Ihre Gesundheit zu schützen.
  Regelmäßig eingenommen von Menschen, die ihre allergischen Reaktionen auf bestimmte Lebensmittel wie Milchprodukte verringern wollen, kann Echinacea auch von Heuschnupfen Betroffenen helfen, die aufgrund der Einnahme von Antihistaminen unter einem Libidoverlust leiden.

Guarana

Wenn Sie sich gerade von einer Krankheit erholen, oder wenn Sie über längere Zeit hinweg körperlich stark gefordert sind, wird Guarana mit seinem Wirkstoff Guaranin Ihren Körper kräftigen.
  In den Guaranasamen ist Koffein enthalten, aber erst nach dem Rösten, durch das der chemische Aufbau und die Wirkungsweise von Guarana entscheidend verändert wird. Guarana hat – anders als Koffein – eine synergetische Wirkung, da es viele andere Stoffe

enthält, die sich zu einem milden Tonikum verbinden, indem sie Muskelverspannungen beseitigen und gleichzeitig den Geist schärfen.

Besonders nützlich in allen Fällen von Schwäche und Gebrechlichkeit, sowohl körperlicher wie geistiger Art, fördert die regelmäßige Einnahme von Guarana ein Gefühl von Wohlbefinden. Gelegentlich empfindet man ein verringertes Schlafbedürfnis – was nützlich ist, wenn man sich in sein Liebesnest begibt. Untersuchungen von Akupunkteuren zeigen, daß nach kurzer Einnahme von Guarana die Meridianenergien ausgewogen sind und blockierte Energien freigesetzt werden. Das mag eine Erklärung für seine angeblich aphrodisierenden Eigenschaften sein, da jede Blockierung in den Meridianen der Sexualorgane die natürliche sexuelle Reaktion des Körpers beeinträchtigt.

Catuaba

Das aus Brasilien stammende Catuaba ist ein hilfreiches Mittel bei jeder Behandlung von Impotenz mit ätherischen Ölen, da es die Geschlechtsorgane anregt.

Es stimuliert das Nervensystem und gilt in seinem Ursprungsland als natürliches Aphrodisiakum. Catuaba-Tee sollte über längere Zeit hinweg getrunken werden, damit er seine Wirkung entfalten kann: Dazu gehören erotische Träume, gefolgt von zunehmendem Geschlechtstrieb.

Wie man sein Lustempfinden steigert

Küssen

Küssen ist aus verschiedenen Gründen ein wichtiger Bestandteil der Liebeskunst und wird im »Kama Sutra« ausführlich beschrieben.

Ganz offensichtlich spiegeln Zunge und Lippen die Schamlippen und den Penis wider. Die Stimulierung der Meridiane, die die Unterlippe mit den Genitalien verbinden und die Oberlippe mit dem »Sex-Zentrum« des Gehirns, ist offenbar der Grund dafür, warum wir mit zwei fleischigen Auswüchsen über dem Kinn geboren wurden, mit denen wir unseren Partner küssen können. Längere Stimulierung der Lippen wird die nötigen Geschlechtshormone freisetzen und die Energien wecken, die normalerweise latent vorhanden sind, und die dann plötzlich wie ein Vulkan aktiv werden.

Speichel hat viele Eigenschaften, die auf Liebespartner stärkend wirken, und wenn wir an einen Hund denken, wie er seine Wunden leckt, bis sie geheilt sind, können wir einsehen, daß Speichel heilende Eigenschaften besitzt. Nach taoistischer Ansicht harmonisiert der Austausch von Speichel das Yin und Yang in jedem der beiden Partner.

Die Kunst des Küssens kann durch die Verwendung von aromatischen Mundspülmitteln und dem Auftragen von duftendem Lippenbalsam (siehe Kap. 3 und 8) noch angenehmer und anregender gemacht werden.

Kapitel sieben
Düfte und die sexuelle Reaktion

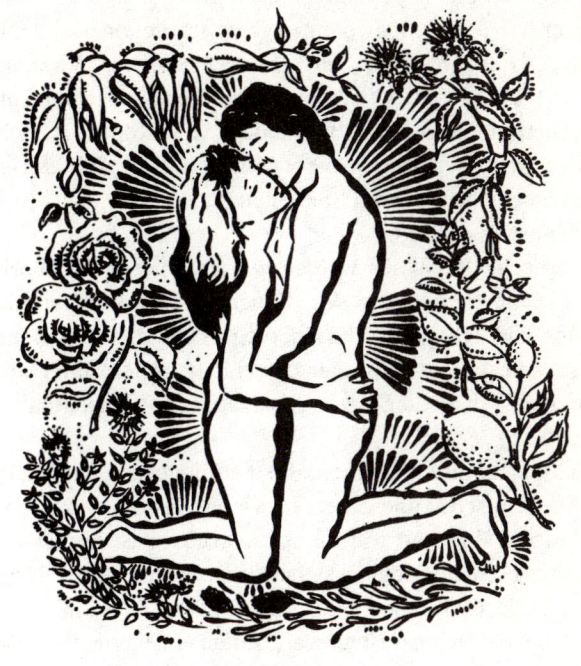

»Nasen ham se keine,
Evas gefall'ne Söhne.
Der Rosenduft, der feine,
ist für sie nur gemeine.
Verstand faßt nur das seine,
doch nie das höh're Schöne.«

G. K. CHESTERTON

Wie wir gesehen haben, spielen Düfte eine grundlegende und weitreichende Rolle im Geschlechtsverhalten des Menschen.

Man weiß von Säugetieren, Insekten, Vögeln und sogar Blumen und Pflanzen, daß die Natur die »sexuelle Anziehungskraft« benutzt, um die Fortdauer der Art zu sichern. Pfauen spreizen ihre wunderschönen Fächer, Blumen ziehen die Bienen mit Farben und Düften an, viele Tiere haben einen Brunftschrei oder einen Hochzeitstanz. Vielleicht sind wir uns der starken Wirkung von Gerüchen nicht bewußt, obwohl wir alle schon beobachten konnten, wie sich Hunde bei der Begrüßung von Kopf bis Schwanz beschnuppern oder daß manche weiblichen Tiere, die läufig sind, einen Geruch haben, der mit Sicherheit die entsprechende Reaktion beim Männchen erzeugt.

Als menschliche Wesen werden wir nicht gerne daran erinnert, daß wir Säugetiere sind. Wir fühlen, daß wir Eigenschaften, Qualitäten und Fähigkeiten haben, die uns über die Reaktionen der Tiere erheben. Wie wahr das auch sein mag, produzieren wir doch in ähnlicher Weise wie Säuger, Insekten und Pflanzen chemische Lockstoffe.

Interessanterweise enthalten die berühmtesten Parfüms diese Lockstoffe: Moschus und Zibet von Tieren, Jasmin und Sandelholz von Pflanzen. Wie und warum sie so wirken, ist immer ein Geheimnis gewesen, doch haben sich in der zweiten Hälfte dieses Jahrhunderts viele Parfümhersteller und Universitäten auf die Suche gemacht, um die Mechanismen von Düften und Geruchssinn gründlich zu erforschen.

Der Forscher Joachim Mensing, der sich mit der Psychologie von Parfüms befaßt hat, schreibt: »Vor einigen Jahrzehnten war die funktionelle Bedeutung des limbischen Systems im Gehirn völlig unbekannt, und es wurde lediglich als das ›riechende Gehirn‹ bezeichnet. Heute jedoch wissen wir, daß das limbische System als zentrale Schaltstelle für Emotionen, Stimmungen, Motivation und Geschlechtsverhalten dient. Es kann direkt durch den Geruchssinn stimuliert werden. Außerdem spielt das limbische System eine bedeutende Rolle bei der Auswahl und Weitergabe von Information zwischen unserem Kurzzeit- und Langzeitgedächtnis. Die Auswahl und Weitergabe zwischen den beiden geschieht über aufeinander abgestimmte assoziative Bereiche des limbischen Systems. Das limbische System empfängt seine Information von den verschiedenen Sinnesorganen wie beispielsweise dem Geruchssinn.«

Die Beziehungen zwischen Geruch, Hormonen und Sexualität sind einigermaßen faszinierend, wenn auch etwas komplex. Anstatt zu einer abschließenden Meinung zu gelangen, ist der Leser dazu eingeladen, sich die folgende »Duftinformation« durchzulesen:

33 Duftfaktoren

1. Jeder Mensch hat seine individuelle »Duftmarke«.

2. Unsere Gefühle, Gesundheit und Ernährung bestimmen alle unseren Körpergeruch und die Gerüche, die wir als angenehm empfinden. Das erklärt, warum dasselbe Parfüm auf der Haut von verschiedenen Menschen unterschiedlich riecht, und warum wir anfangen, Abneigung gegen Parfüms zu entwickeln, die wir einmal mochten.

3. Unsere Stimmungen – ob fröhlich, ärgerlich oder angstvoll – und unsere Persönlichkeit – extrovertiert oder introvertiert – tragen zu unserer Duftnote bei.

4. Es mag schwierig sein, eine Verbindung von Gefühl, Persönlichkeit und Geruch zu akzeptieren. Aber Gerüche können uns fröhlich, hungrig, ärgerlich, schläfrig, niedergeschlagen, frigide, impotent oder sogar krank machen. Jede Stimmung hat ihren Geruch – Glück

beispielsweise verbessert den Körpergeruch. Man kann regelrecht glücklich riechen.

5. Glücks-Hormone – Beta-Endorphine – werden von Säuglingen erzeugt, die massiert, gehätschelt und gestreichelt werden, und diese Säuglinge haben bessere Überlebenschancen. Diese Glücks-Hormone erzeugt der Körper, wann immer man nach harter geistiger oder körperlicher Anstrengung ein phantastisches Ergebnis erreicht oder zutiefst von einer Naturschönheit, Kunst oder Musik bewegt ist.

6. PEA (Phenylaethylamin) befindet sich sowohl in Rosenwasser wie auch in Schokolade. Es ist der chemische Gedanke, der die Wolken entstehen läßt, auf denen wir als Verliebte laufen.

7. Ohne es zu wissen, geben Menschen einander durch mehr oder minder starke Gerüche sexuelle Signale ab. Diese Tatsache ist seit Urzeiten bekannt, aber die wesentliche Botschaft wurde erst vor dreißig Jahren benannt: »Pheromon«, das griechische Wort für »Vermittlung« und »Erregung«, beschreibt die im allgemeinen flüchtige Substanz, die von einem Menschen erzeugt wird und in einem anderen eine Reaktion hervorruft.

8. Die meisten von uns sind sich gemeinhin nicht bewußt, wie unser Geruchssinn unsere Leidenschaften beeinflußt. Wir können uns zu Menschen, denen wir begegnen, hingezogen oder von ihnen abgestoßen fühlen und doch nicht wissen, daß das teilweise auf Grund ihres Geruchs so ist. Man kann jemanden eben »riechen« oder nicht.

9. Pheromone sind eine Einladung zum Lieben; sie werden von den Geschlechtsdrüsen und über die Haut ausgeschieden und befinden sich in den Scheidensekreten und im Speichel.

10. Einer der Nachteile der Antibabypille ist der, daß sie den weiblichen Körper des besonders anregenden Geruchs der sexuellen Sekrete berauben, die eine wichtige Rolle bei der Stimulierung des männlichen Geschlechtstriebs spielen.

11. Androsteron, das bedeutendste männliche Pheromon, wird von besonderen Drüsen auf die Haare ausgeschüttet. Es wird von beiden Geschlechtern unter dem Einfluß von Testosteron gebildet. Es riecht nach Moschus und ist Öl auf das Feuer der Leidenschaft. Dazu hat es eine entscheidende Funktion im weiblichen Monatszyklus.

12. Einer von drei Menschen kann Androsteron nicht riechen. Es kann bei Männern Agressivität hervorrufen. Männer, die kastriert wurden, erzeugen kein Androsteron.

13. Während der Pubertät entwickeln sich Geruchsdrüsen in den Augen, Ohren, in Mund und Nase, am Kopf, in den Achselhöhlen, an den Geschlechtsorganen und am After; sie sind zu dieser Zeit besonders aktiv. Die Geruchsdrüsen werden auch beim Erwachsenen bei geschlechtlicher Erregung aktiver. Auch diese Substanzen werden als Pheromone bezeichnet.

14. Weibliche Pheromone können durch die Luft übertragen werden, männliche nur durch Intimkontakt.

15. Männliche Pheromone, die aus den Schweißdrüsen in der Achselhöhle und um die Brustwarzen und die Geschlechtsteile abgesondert werden, können nur durch Intimkontakt übertragen werden.

16. Es gibt Anhaltspunkte dafür, daß die Hypophyse als innere Verlängerung der Nase funktioniert und die Botschaften der Nase über ein Hormonsystem an die Geschlechtsdrüsen weiterleitet.

17. Der Geruch von Sandelholz, das Brunfthormon des Schweins und menschliche Absonderungen ähneln sich auffallend.

18. Alle erogenen Düfte können ab bestimmten Schwellenwerten (und womöglich noch darunter) anziehend sein.
   Das bedeutet, daß diese Gerüche auch in feinster Verdünnung wahrnehmbar sind.

19. Als es für die Menschheit nicht mehr nötig war, Gefahr »zu rie-chen«, entwickelte sich der Geruchssinn zu einem sinnlichen Zweck.

20. Jeder Sechste kann den Geruch von Samenflüssigkeit – Pyrro-lin – nicht ausmachen

21. Menschen haben mehr Duftdrüsen als alle Primaten, und Frauen haben mehr als Männer.

22. Forschungen haben ergeben, daß hohe Östrogenwerte – kurz nach dem Eisprung und während der Schwangerschaft – mit einer erhöhten Riechfähigkeit einhergehen, was zu Überempfindlichkeit und morgendlicher Übelkeit führen kann.

23. Der Geruchssinn ist von allen zweifellos der feinste. Alle Gerüche werden auf sehr feinen Stufen wahrgenommen ... Inten-sive Geschmacks- oder Geruchsnoten machen gelegentlich punktu-ell einen starken Eindruck, der jedoch rasch – manchmal innerhalb von Sekunden – verfliegt, gefolgt von Überdruß, Aversion und bei zu großer Intensität auch Brechreiz.

24. Der mit Gerüchen beschäftigte Gehirnbereich stimuliert direkt das limbische System, das wiederum unsere Gefühle, Geschlechts-trieb und Intuition reguliert.

Der Riechbereich des Gehirns steht auch mit dem Hypothalamus in Verbindung, der das Hormonsystem über die Hauptdrüse, die Hypophyse, steuert.

25. In der Nase befinden sich 10 Millionen Neuronen, die nach Geruchsmolekülen greifen. Die »olfaktorischen Rezeptoren« senden Signale an das Gefühlszentrum des Gehirns.

27. Wir können durch unsere Augen, Ohren, unsere Nase und unseren Mund Genuß empfinden; wir können das aber auch auf rein mentale Weise erreichen – wir können die Bahnen des limbischen Systems durch einen Strom von positiven, optimistischen Botschaften aus den höherentwickelten Zentren unserer Hirnrinde stimulieren.

28. Das Wissen über Geruch und Erinnerung nimmt ständig zu. Verdrängte Erinnerungen können durch bestimmte Gerüche, die mit Kindheitserlebnissen assoziiert sind, wiederbelebt werden, und »gute Schwingungen« sind durch anregende Düfte zu aktivieren.

29. Die Geruchsmembran ist die einzige Stelle im menschlichen Körper, wo das Zentralnervensystem direkt der Außenwelt ausgesetzt und mit ihr in Verbindung ist. Die Zellen der Geruchsmembran sind Gehirnzellen.

30. Die Nasenhöhle ist mit Schleimhaut ausgekleidet, hat in den unteren Abschnitten das Riechepithel, in den oberen die Nervenelemente für den Geruchsinn.

31. Schwellgewebe befindet sich nur an drei Stellen des menschlichen Körpers: an den Geschlechtsteilen, auf der Brust und in der Nase.

32. Viele Menschen leiden unter einer »Flitterwochen-Laufnase«, die daher kommt, daß ihre Nasenschleimhaut durch sexuelle Erregung anschwillt.

33. Niemand weiß wirklich, wie die Riechzellen in unserer Nase funktionieren; eine vor kurzem von drei amerikanischen Forschern aufgestellte Theorie besagt jedoch, daß die Zellen nicht chemisch arbeiten, sondern Größe und Gestalt der Moleküle einer Substanz erkennen.
In der Rezeptorzelle sind submikroskopisch kleine Öffnungen verschiedener Form und Größe, in die die entsprechenden Moleküle wie Schlüssel passen. Runde Moleküle werden beispielsweise als Kampfer registriert, Scheiben als Moschus, geschwänzte Scheiben als Blumen allgemein, Keile als Pfefferminz und Stäbe als Äther. Alle Gerüche bestehen aus diesen Grundelementen, so, wie alle Farben sich aus den Grundfarben zusammensetzen.

»Der Horizont um mich herum
atmete den Duft,
der ihre Ankunft kündete,
allso wie Düfte Blumen künden.«

COLIN FRANZEN (HRSG.),
»Poems of Arab Andalusia«

Kapitel acht
Rezepturen

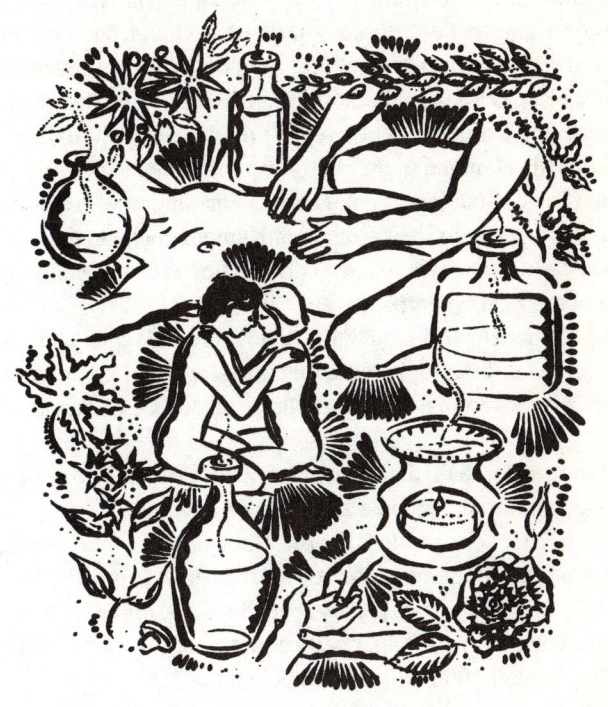

*»Düfte sind sich'rer als Bilder und Klänge,
um die Saiten des Herzen reißen zu lassen.«*

RUDYARD KIPLING

Auf die im folgenden aufgeführten Rezepturen ist in den entsprechenden Kapiteln hingewiesen worden. Dazu gibt es am Ende dieses Kapitels eine Tabelle (Tab. 1), in der man auf einen Blick die Übersicht hat, welche Öle zu welchem Zweck bzw. auf welchen Körperbereich angewendet werden können.

Für alle Rezepturen habe ich Kamelienöl als das von mir bevorzugte fette Trägeröl empfohlen, in das die ätherischen Öle hineingemischt werden. Annehmbare Alternativen zu Kamelienöl schließen süßes Mandelöl, Safloröl, Erdnuß- und Traubenkernöl ein. Ich ziehe Kamelienöl deswegen vor, weil es nicht oxidiert und damit die Mischungen nicht ranzig werden.

Wenn Sie diese Öle nur gelegentlich verwenden wollen, so ist es gut, das zu bedenken. Außerdem hat Kamelienöl so gut wie keinen eigenen Geruch und wird so den Duft der von Ihnen gewählten ätherischen Öle nicht beeinträchtigen.

Aus ähnlichen Gründen habe ich vorgeschlagen, daß, sofern Wasser zur Anwendung kommt, Quellwasser anstelle von Leitungswasser zu verwenden ist. Öle halten sich in Quellwasser länger frisch.

Wo immer Jojobaöl als Basisöl erwähnt wird, ist nur mit diesem Öl das gewünschte Ergebnis zu erreichen.

Vetiveröl ist sehr gesund für die Haut und hat einen erdhaften Duft, was es zu einem perfekten Öl für eine sinnliche Massage macht. Es ist jedoch teuer; da es aber sehr stark im Geruch ist, sollten nur ganz geringe Mengen verwendet werden. Ich empfehle nur 1–2 Tropfen auf 100 Milliliter Kamelienöl.

Diese Vetiverbasis kann wiederum als Grundlage für ein Gesichts- oder Körpermassageöl verwendet werden, indem man die in den entsprechenden Kapiteln erwähnten ätherischen Öle hinzugibt.

Wichtig: Ich habe volles Vertrauen zu den Ölen, die ich innerlich einnehme, denn ich kaufe nur Öle aus kontrolliert biologischem Anbau, meistens direkt vom Erzeuger oder dessen Vertreter, und zwar im Erzeugerland. Ich mache mir jedoch Gedanken bezüglich der Reinheit vieler ätherischer Öle, die an allen Ecken und Enden angeboten werden. Verwenden Sie zur innerlichen Anwendung bitte nur sogenannte kbA-Öle (aus kontrolliert biologischem Anbau) oder Öle aus Wildwuchs, die von anerkannten Organisationen geprüft wurden. Eine Liste von Unternehmen, die kbA-Öle vertreiben, findet sich im Anhang dieses Buches. Viele der Billig-Öle sind nicht rein genug, um innerlich angewendet zu werden, und sollten auch auf keinen Fall so angewendet werden. Fragen Sie dazu einen Fachmann. In Frankreich, wo viele Ärzte ätherische Öle zur innerlichen Anwendung verschreiben, gibt es strenge Reinheitsgebote und andere Auflagen für Apotheken, die diese Öle vertreiben.

Zu Kapitel 1: Bademixturen

Bad der Göttin

Sechs Tropfen Myrte auf ein Vollbad.
Quirlen Sie das Wasser mit der Hand durch, um das Öl gut zu verteilen. Menschen mit empfindlicher Haut werden vielleicht weniger Tropfen mögen oder das Öl zuerst in einer Flasche mit Wasser durchschütteln und es dann dem Badewasser hinzufügen.

Aufbaubad

2 Tropfen Lavendel
2 Tropfen Bergamotte
2 Tropfen Neroli
2 Tropfen Geranie

Belebungsbad

1 Tropfen Niaouli
2 Tropfen Rosmarin
2 Tropfen Muskatellersalbei
1 Tropfen Zitrone

Harmoniebad

5 Tropfen Geranie
5 Tropfen Muskatellersalbei
in ein sehr warmes Vollbad; harmonisiert die Gefühle und reguliert
die Hormone.

Zu Kapitel 3: Bleibende Eindrücke

Öle, die problemlos auf die Geschlechtsteile
aufgetragen werden können

Rose oder Sandelholz (verdünnt in Kamelienöl oder Vetiver)

Wärmende Öle

Ein wärmendes Öl kann aufgetragen werden, um in einem gewünschten Bereich des Körpers eine sanfte Wärme zu erzeugen
(ein sicheres und aromatisches Äquivalent für das Aphrodisiakum
»Spanische Fliege«).

- Myrte: 2–3 Tropfen verdünnt in einem Teelöffel Kamelienöl (oder anderem fettigen Öl)
- Schwarzer Pfeffer: 1–2 Tropfen in einem Teelöffel Kamelienöl
  Schwarzer Pfeffer läßt sich auch gut mit Sandelholz oder Rose mischen: Man nimmt einen Tropfen dieser drei Öle auf einen Teelöffel Kamelienöl.
- Nelkenöl: 1 Tropfen in einem Teelöffel Kamelienöl
  Wichtig: Nelkenöl ist sehr stark und sollte bei Hautallergien nicht angewendet werden.

Parfümiertes Mundwasser

1 Tropfen Rose
2 Tropfen Bergamotte
oder
1 Tropfen Muskatellersalbei
2 Tropfen Orange
Geben Sie die Öle in eine 100-ml-Flasche mit Quellwasser und schütteln Sie gut durch.

Parfümierter Lippenbalsam

1 Tropfen Rose
1 Teelöffel Kamelienöl
In einer kleinen Buntglasflasche aufbewahren.

Parfümierte Tinte

Nehmen Sie das Öl Ihrer Wahl.
Tun Sie 5 Tropfen davon in einen Teelöffel Tinte.

Geranien-Tinte: 2-3 Tropfen in einen Teelöffel Tinte
Myrten-Tinte: 10 Tropfen in einen Teelöffel Tinte

Parfümierte Unterwäsche

Geben Sie 10 Tropfen Ihres Lieblingsöls in einen Liter Quellwasser und schütteln Sie gut durch. Geben Sie diese Mischung in ausreichender Menge in den letzten Spülgang Ihrer Waschmaschine (oder Ihre Handwäsche), um die gewünschte Duftstärke zu erreichen.

Wichtig: Die Wäsche soll danach nicht in den Trockner, denn dabei entweicht das flüchtige Öl.

Parfümierte Bettwäsche

Nehmen Sie Ylang-Ylang, Neroli bzw. das Ihnen angenehme Öl.

Tun Sie zwei Tropfen in einen halben Liter Quellwasser und schütteln Sie gut durch. Gießen Sie die Mischung in einen Wassersprüher und sprühen Sie einen feinen Nebel auf die Laken. Wenn Sie einen stärkeren Duft wünschen, geben Sie einfach ein paar Tropfen mehr hinzu.

Duftwasserschüsseln für den Tisch

Tun Sie entweder Rose, Jasmin, Orange oder Geranie in einen halben Liter Quellwasser.

Wenn Sie lieber Nelkenöl verwenden, geben Sie nur 1 Tropfen davon auf einen halben Liter. Schütteln Sie gut durch.

Gießen Sie die Mischung in hübsche Schüsseln und stellen Sie sie auf den Eßtisch.

Zu Kapitel 4:
Massage mit ätherischen Ölen

Bei den folgenden Mischungen kann die Menge der Öle je nach persönlichem Empfinden angepaßt werden.

Wenn Sie ein Öl besonders mögen, nehmen Sie einen Tropfen mehr als empfohlen; mögen Sie es nicht so sehr, nehmen Sie einen oder zwei Tropfen weniger.

Lassen Sie sich von Ihrer Nase (ver)führen.

Linder Schlaf

3 Tropfen Majoran
2 Tropfen Geranie
2 Tropfen Lavendel
1 Tropfen Neroli
in 30 ml süßem Mandelöl oder einer Mischung von süßem Mandelöl und Kamelienöl.

Sinnliche Massage

2 Tropfen Sandelholz
2 Tropfen Muskatellersalbei
1 Tropfen Ylang-Ylang
entweder 1 Tropfen Rose oder Jasmin (als zusätzliche Option)
in 30 ml Vetiver (siehe S. 156) oder süßem Mandelöl.

Belebende Massage für Körper und Geist

2 Tropfen Rosmarin
3 Tropfen Bergamotte
1 Tropfen Ravensara
2 Tropfen Myrte
in 30 ml süßem Mandelöl oder einer Mischung von süßem
Mandelöl und Kamelienöl.

Für das Sonnengeflecht

3 Tropfen Rose oder Rosmarin
2 Teelöffel Kamelienöl
Sie können von dieser Mischung einen Vorrat machen und für die
Momente aufheben, wo Sie einmal »auftanken« wollen.

Mischen Sie 1 ml Rose oder Rosmarin in 100 ml Kamelienöl.
Diese Menge wird lange reichen.

Für das Immunsystem

10 Tropfen Sandelholz, Tea-Tree, Lavendel, Niaouli, Ravensara –
einzeln oder in Kombination in 2 Teelöffeln süßem Mandelöl.

Massieren Sie die Mischung in den Rücken und den oberen
Brustbereich (von Achselhöhle zu Achselhöhle bis hinauf zum Halsansatz).

Für die Geschlechtsteile

1 Tropfen Rose
1 Tropfen Sandelholz

1–2 Tropfen Kamelienöl
Eine Vetiverbasis (nur 1–2 Tropfen in 100 ml Kamelienöl) kann anstelle von reinem Kamelienöl verwendet werden.

Hand- und Fußmassage

2–3 Tropfen Öl in 2 Teelöffeln Kamelienöl:
Pfefferminz für heiße Füße
Myrte für kalte Füße
Zypresse für schwitzende Füße
Wenn man sich von einer Krankheit erholt, kann mit jedem der folgenden Öle eine lindernde Fuß- oder Handmassage gemacht werden: Niaouli, Lavendel, Ravensara, Bergamotte, Zitrone, Neroli oder Rose.

Zu Kapitel 5: Schönheitspflege

Träge oder fleckige Haut

Um die Haut zu entschlacken, badet man in Lavendel oder Ravensara, indem man jeweils drei Tropfen davon ins Badewasser tut.

Machen Sie Ihr eigenes Massageöl, das Sie in den Rücken, den oberen Brustbereich und das Gesicht einreiben – wo immer Ihre Haut angefangen hat, verschlackt oder fleckig zu werden:

3 Tropfen Bergamotte
(dann aber nicht in die Sonne legen!)
3 Tropfen Ravensara
3 Teelöffel Kamelienöl

Fleckenbehandlung

Tun Sie jeweils einen Tropfen Zitrone, Eukalyptus, Tea-Tree, Lavendel, Niaouli oder Ravensara auf einen Wattebausch und betupfen Sie damit direkt den Fleck.

Gesichtsmassageöle:
antibakterielle Mischung gegen Akne

2 Tropfen Ravensara
2 Tropfen Lavendel
2 Tropfen Ylang-Ylang
entweder 2 Tropfen Zitrone oder 2 Tropfen Bergamotte
20 ml Kamelienöl
10 ml Jojobaöl

Verjüngende Mischung für »Haut-wie-mit-Dreißig«

1 Tropfen Neroli
2 Tropfen Lavendel
2 Tropfen Geranie
3 Tropfen Sandelholz
15 ml Vetiverbasis (siehe Seite 156) oder reines Kamelienöl
10 ml Jojoba
5 ml Hagebuttensamenöl (wunschweise)
Wenn kein Hagebuttensamenöl verwendet wird, tun Sie einfach 5 ml mehr Kamelienöl dazu.

Schönheitsmischung für normale und trockene Haut

2 Tropfen Ylang-Ylang
2 Tropfen Rosenholz
2 Tropfen Lavendel
2 Tropfen Sandelholz
10 ml Jojoba
15 ml Kamelie
5 ml Hagebuttensamenöl

Hagebuttensamenöl ist ausgezeichnet für die Behandlung von trockener oder gealterter Haut und kann berechtigterweise als Verjüngungsmittel bezeichnet werden. Es eignet sich jedoch nicht für fettige oder fleckige Haut.

Reinigungslotion/Blütenwasser

Sie können Blütenwasser verwenden, um Gesicht und Hals zu reinigen und zu beleben.

Verwenden Sie eines der folgenden Öle (1 Tropfen in 100 ml Quellwasser): Lavendel, Neroli, Ravensara, Rosenholz, Kamille, Bergamotte, Muskatellersalbei, Geranie oder Niaouli.

Diese Mischung kann auch zur Reinigung der Geschlechtsteile verwendet werden.

Wenn Sie eine leichtere Duftnote wünschen, genügt ein Tropfen Öl in 200 ml.

Gesichtskompresse

Zur Linderung bei müden, schmerzenden Augen:
2–3 Tropfen Lavendel oder Neroli in 100 ml Quellwasser
oder
1 Tropfen Kamille auf 100 ml Quellwasser

»Vinaigrette« für die Haut

Für eine seidenweiche, sinnlich duftende Haut:
5 Tropfen Myrte, Ylang-Ylang, Patschuli, Muskatellersalbei,
Neroli, Jasmin oder Rosenholz
20 ml Kamelienöl
100 ml Quellwasser
Schütteln Sie gut durch!
Als Alternative verwendet man 100 ml Blütenwasser (siehe oben),
20 ml Kamelienöl und 1–2 Tropfen des gewünschten ätherischen
Öls; gut durchschütteln.

Wichtig: Diese Mischung ähnelt insofern einer Salatsoße, als
sich nach längerem Stehen die Bestandteile voneinander trennen.
Schütteln Sie vor der Anwendung immer gut durch.

Formel gegen Zellulitis

Massieren Sie einmal pro Woche den Problembereich mit der folgenden Mixtur:
1 Tropfen Lemongrass
1 Tropfen Zypresse
1 Tropfen Wacholder
1 Teelöffel Jojoba
An den anderen Wochentagen massieren Sie Lavendel in Jojoba
(1 Tropfen in einem Teelöffel) in den befallenen Bereich ein.

Brustpflege

Zur Tonisierung und Vergrößerung der Brüste:
2 Tropfen Geranie
2 Tropfen Muskatellersalbei

2 Tropfen Ylang-Ylang
2 Teelöffel Kamelienöl
Das ergibt genug Massageöl für etwa eine Woche.
Wenn Sie den Geruch zu stark finden, tun Sie einfach mehr Kamelienöl hinzu.

Zur Tonisierung und Verkleinerung:
1 Tropfen Rose
1 Teelöffel Jojoba
Massieren Sie diese Mischung in die Brüste.
Jojoba emulgiert Fettgewebe, während Rose adstringierend wirkt.

Bräunungspflege

Um das Spannungsgefühl nach zu viel Sonnenbaden zu lindern:

5–10 Tropfen Lavendel oder Tea-Tree
100 ml Quellwasser
Gut durchschütteln.
Bespritzen Sie sich damit; tränken Sie ein Taschentuch und machen Sie damit eine Kompresse; füllen Sie es in einen Wassersprüher und besprühen Sie Ihre Haut.

5–10 Tropfen Lavendel
2–3 Tropfen Jojoba
Diese Mischung wird die Haut nähren und gleichzeitig Ihrer Bräune Dauer verleihen.

Haarpflege

Jojoba und Mandel oder Jojoba und Kamelie können als Trägeröl für jede der folgenden Behandlungen verwendet werden, die Sie einmal pro Woche zur Haarpflege durchführen.

Normales Haar

1 Tropfen Rosenholz
1 Tropfen Zitrone
1 Tropfen Rosmarin
3 Teelöffel Trägeröl

Trockenes und geschädigtes Haar

1 Tropfen Geranie
1 Tropfen Lavendel
1 Tropfen Orange
3 Teelöffel Trägeröl

Fettiges Haar

1 Tropfen Zitrone
1 Tropfen Zypresse
1 Tropfen Wacholder
3 Teelöffel Trägeröl

oder

1 Tropfen Patschuli
1 Tropfen Ylang-Ylang
1 Tropfen Lavendel
3 Teelöffel Trägeröl

Schuppen

5 Tropfen Tea-Tree
3 Teelöffel Trägeröl (reines Jojoba ist sehr nützlich zur Bekämpfung
von Schuppen)

Shampoo mit ätherischem Öl

10 Tropfen Myrte
oder
5 Tropfen Rosmarin
5 Tropfen Zitrone
oder
bis zu 10 Tropfen Ihres bevorzugten ätherischen Öls bzw. Öle
100 ml nicht-parfümiertes Shampoo

Haarspülmittel

Für anziehend riechendes, glänzendes Haar:

5 Tropfen Bergamotte
2 Tropfen Zitrone
3 Tropfen Orange
oder
2 Tropfen Ylang-Ylang
8 Tropfen Patschuli
oder
bis zu 10 Tropfen Ihres bevorzugten Öls bzw. Öle
1 Liter Quellwasser

Um eine stärkende Spülung für schütter werdendes Haar
zuzubereiten:

6 Tropfen Rosmarin
4 Tropfen Zypresse
1 Liter Quellwasser

Übrigbleibendes Haarspülmittel hält sich unbegrenzt.

Zu Kapitel 6:
Hilfe bei Problemen im Genitalbereich bzw.
Unfähigkeit zu sexueller Erfüllung

Therapeutische Dusche

Lavendel
Bergamotte
Ravensara
Tea-Tree

Bis zu 10 Tropfen eines dieser Öle bzw. einer Mischung derselben
auf 100 ml Quellwasser, gut durchschütteln, dann in einen Einlauf-
behälter tun und mit warmem Wasser auffüllen.

Bei Pilzproblemen, Weißfluß oder Reizung der Scheide nimmt
man ein- oder zweimal am Tag eine Dusche vor, bis die Beschwerden abklingen.

Bei Problemen im Genital- und Harnwegebereich

3 Tropfen Zitrone
3 Tropfen Niaouli
Die Öle auf etwas braunen Zucker träufeln und essen.

Rezept gegen Zystitis

1–2 Tropfen Wacholder
Honigwasser: ein halber Teelöffel flüssiger Honig in etwas warmem Wasser. Die Zutaten in einem Glas mischen und trinken.

Lavendel-Sitzbad

Tun Sie 10 Tropfen Lavendel in eine große Schüssel (groß genug, um darin sitzen zu können) oder in ein etwa 5 cm tiefes Bad. Gut mischen.

Als Alternative kann man die Genitalien und den After mit einem in Lavendelwasser getauchten Wattebausch betupfen.
Hämorrhoiden lassen sich behandeln, indem man 10 ml Zypresse in ein Sitzbad tut. Mischen Sie das Öl mit der Hand kräftig ins Wasser, bevor Sie sich hineinsetzen, oder tun Sie die Zypresse in eine kleine Flasche Wasser, schütteln Sie gut durch und gießen Sie die Mischung ins Badewasser.

Parfümierter Tampon

Um mit Pilzproblemen, Reizung oder Weißfluß fertig zu werden:
5–10 Tropfen Tea-Tree oder Lavendel auf den Tampon auftragen; den Tampon mindestens dreimal am Tag wechseln.

Behandlung eines wunden Hodensacks

4 Tropfen Lavendel
4 Tropfen Tea-Tree
100 ml Quellwasser
Den befallenen Bereich damit waschen.

Behandlung einer Verletzung im Genitalbereich

Tea-Tree
Niaouli
Eukalyptus
Ravensara
Lavendel

Tun Sie einen oder zwei Tropfen dieser Öle auf einen Wattebausch und betupfen Sie damit die Verletzung. Diese Behandlung kann auch bei Pusteln hilfreich sein.

Behandlung von Tripper

6 Tropfen Sandelholz
braunes Zuckerwasser oder Honigwasser (siehe oben)
Die Zutaten mischen und trinken bzw. schlucken.

Nehmen Sie diese Mischung einmal pro Tag, bis die Beschwerden verschwinden (aber nicht länger als drei Wochen). Diese Behandlung ersetzt nicht den Besuch beim Arzt, sondern dient dazu, die eventuell nötige Behandlung mit Antibiotika zu vermeiden. Ist das Problem nicht innerhalb von drei Wochen verschwunden, sind die Antibiotika zu nehmen. Die Behandlung mit Sandelholz steht einer orthodoxen ärztlichen Behandlung nicht im Wege, so daß man durchaus zuerst die sanfte Methode anwenden kann.

Enthaltsamkeit ist bei Geschlechtskrankheiten immer angeraten.

Sinnliche Duschen

Zur Reinigung und Parfümierung der Scheide:

Rose
Neroli
Ylang-Ylang
Bergamotte
Geranie

5–10 ml eines dieser Öle oder einer Mischung davon in 100 ml Quellwasser. Gut durchschütteln, in ein Einlaufgefäß geben und mit warmem Wasser auffüllen.

Zum Einsalben von Penis und Scheide

1 Tropfen Rose
100 ml Quellwasser
Gut durchschütteln.
oder
1 Tropfen Neroli [1]
2 Teelöffel flüssiger Honig
1–2 Teelöffel Wasser

(1) Ein Tropfen bedeutet einen recht starken Duft; für einen etwas leichteren Duft braucht man nur die Spitze einer Nähnadel in das Öl zu tauchen und in den Honig einzurühren.

Gut mischen, damit die Mischung dickflüssig, aber noch flüssig ist.
oder
1 Tropfen Rose
1 Teelöffel flüssiger Honig
1 Teelöffel Wasser
oder
1 Tropfen Rose
1 Teelöffel Kamelienöl
oder
1 Tropfen Ylang-Ylang
1 Tropfen Sandelholz
2 Teelöffel Kamelienöl
Gut mischen.

Verzeichnis der ätherischen Öle

Deutscher Name	Lateinischer Name
Bergamotte	Citrus bergamia
Schwarzer Pfeffer	Piper nigrum
Kamelie	Camellia
Kamille (römisch)	Anthemis nobilis
Muskatellersalbei	Salvia sclarea
Nelke	Dianthus caryophyllus
Zypresse	Cupressus sempervirens
Eukalyptus	Eucalyptus globulus
Weihrauch	Boswellia carterii
Geranie	Pelargonium graveolens roseum
Jasmin	Jasminum grandiflorum
Jojoba	Simmondsia chinensis californica
Wacholder	Juniperus communis
Lavendel	Lavandula angustifolia
Zitrone	Citrus limonum
Lemongrass	Andropogon citratus
Majoran (spanisch)	Thymus mastichina
Myrte	Myrtis communis
Niaouli	Melaleuca viridiflora
Orangenschale	Citrus auranthium (Schale)
Orangenblüte (Neroli)	Citrus auranthium (Blüte)
Patschuli	Pogostemon patschuli
Pfefferminze	Mentha piperata
Ravensara	Ravensara aromatica
Rose	Rosa centifolia
Rosmarin	Rosmarinus officinalis
Sandelholz	Santalum album
Tea-Tree	Melaleuca alternifolia
Vetiver	Andropogon muricatus
Ylang-Ylang	Canangium odoratum

	Bergamotte	Schwarzer Pfeffer	Kamille	Muskatellersalbei	Nelke	Zypresse	Eukalyptus	Geranie	Jasmin
Raumbeduftung	●				●			●	●
Bademixturen	●		●	●				●	●
Mundwasser	●				●				
Lippenbalsam									
Parfümierte Tinte	●	●		●				●	●
Parfümierte Wäsche	●							●	●
Parfümierte Bettwäsche	●			●				●	●
Therapeutische Massage	●	●	●	●				●	
Sinnliche Massage		●		●					●
Energiemassage	●			●				●	
Massage des Sonnengeflechts									
Hand- und Fußpflege									
Gesichtsöle	●		●	●				●	
Gesichtskompressen			●						
Blütenwasser	●		●						
Zellulitis						●		●	
Brustpflege				●					
Bräunungspflege									
Haarpflege			●					●	
Haarspülung			●					●	●
Duschen	●								
Genital- und Harnwegprobleme									
Innerliche Anwendung				●					
Sitzbad						●			
Hämorrhoiden						●			
Parfümierte Tampons									
Einsalben von Penis und Scheide		●							●

Jojoba	Wacholder	Lavendel	Zitrone	Lemongrass	Majoran	Myrte	Niaouli	Orangenschale	Orangenblüte (Neroli)	Patschuli	Pfefferminze	Ravensara	Rose	Rosmarin	Rosenholz	Sandelholz	Tea-Tree	Ylang-Ylang
			●			●		●	●				●		●			●
	●	●	●		●	●	●	●	●				●	●	●	●		●
			●				●	●	●		●		●				●	
										●			●					
						●			●				●		●			
						●			●				●		●			●
						●		●	●				●		●			●
	●	●	●	●	●	●	●	●	●				●	●	●	●	●	
●						●	●		●				●			●		●
			●	●		●	●	●						●				
													●	●				
		●									●		●		●			
●		●	●						●				●		●	●	●	●
		●							●				●		●			
		●							●				●		●		●	
●	●	●		●									●			●		
●													●					●
●		●														●	●	
●			●			●			●					●			●	
						●		●					●	●				●
		●					●						●			●	●	
	●		●				●									●	●	
	●		●				●				●					●		
		●															●	
		●																
		●															●	
						●	●		●				●			●		●
						●			●				●	●		●		●

Bibliographie

ALTMAN, NATHANIEL: *Sexual Palmistry.* The Aquarian Press, 1986; dt. Ausg.: *Handlinien der Liebe.* Heyne, München 1990 (vergriffen)

BORNOFF, NICHOLAS: *Pink Samurai.* Grafton, 1991

BRYCE-SMITH, DEREK und HODGKINSON, LIZ: *The Zinc Solution.* Century Arrow, 1986

BURTON, RICHARD SIR und MUIRHEAD-GOULD: *The Kama Sutra of Vatsyayana.* Grafton, 1963

BURTON, RICHARD SIR und FOWKES, CHARLES: *The Illustrated Kama Sutra/Anange Ranga/Perfumed Garden.* Hamlyn, 1987

CHANG, JOLAN: *The Tao of Love and Sex.* Wildwood House, 1977; dt. Ausg.: *Das Tao der Liebe. Unterweisungen in altchinesischer Liebeskunst.* Rowohlt, Reinbek 1978

CHIA, MANTAK: *Taoist Secrets of Love.* Aurora, 1984; dt. Ausg.: *Tao Yoga der Liebe. Das Geheimnis der unvergänglichen Liebeskraft.* Ansata, Interlaken 1990

CROUTIER, ALEVEYTLE: *Harem. The World Behind the Veil.* Bloomsbury, 1989; dt. Ausg.: *Harem. Die Welt hinter dem Schleier.* Heyne, München 1991

DALBY, LIZA: *Geisha.* Vitage, 1983

FROMM, ERICH: *The Art of Loving.* Mandala, 1985 (originally published 1957); dt. Ausg.: *Die Kunst des Liebens.* Ullstein, Berlin 1989

GALLWAY, TIMOTHY W.: *The Inner Game of Tennis.* Cape, 1975; dt. Ausg.: *Tennis und Psyche. Das innere Spiel.* Wila, München 1990

GÜMBEL, DIETRICH: *Prinzipien ganzheitlicher Haut-Therapie.* Karl F. Haug, 1986

Hindu Myths: Penguin Classics, Penguin, 1975

JÜNEMANN, MONIKA: *Enchanting Scents. Verzaubernde Düfte. Ätherische Öle zum Aktivieren und Stimulieren des feinstofflichen Energiekörpers.* Windpferd, Aitrang 1992

LAKE, MAX: *Scents and Sensuality*. John Murray, 1989

MANAKA, Y. und URQUHART I. A.: *Chinese Massage*.
Shufonotomo 1988

MARTLEW, GILL: *Can Medicine Ruin your Sex Life?* in: *Living,* October
1989

MATTHEWS, LESLIE: *The Antiques of Perfume.* G. Bell & Sons, 1973

Marie Claire: »Fragrance Special«, 1991

NAMIKOSHI, TOKUJIRO: *Shiatsu.* Japan Publications, 1972, 1983; dt. Ausg.:
Shiatsu-Selbstmassage und Stretching. Martin,
Südergellersen 1988

SHEIK NEFZAWI: *The Perfumed Garden*. Grafton, 1963; dt. Ausg.: *Der
duftende Garten des Scheich Nefzaui.* Heyne, München 1991 (vergriffen)

ORNSTEIN, ROBERT und SOBEL, DAVID: *Healthy Pleasures.* Addison Wes-
ley, 1989

PULLAR, PHILIPPA: *Consuming Passions*. Hamish Hamilton, 1970

RAWSON, PHILIP: *The Art of Tantra.* Thames & Hudson, 1978

RIMMEL, EUGENE: *The Book of Perfumes.* Champan & Hall, 1865

STODDART, MICHAEL: *The Scented Ape.* Cambridge University Press, 1990

THOMPSON, C. J. S.: *The Mystery and Lure of Perfume.*
Bodley Head, 1927

WALKER, BARBARA G.: *The Woman's Encyclopedia of Myths & Secrets.*
Harper San Francisco. 1983

WARREN, FRANK Z. und FISCHMAN, WALTER IAN: *Sexual Acupuncture and
Acupressure.* Unwin, 1978, 1980

Weiterführende Literatur

HARROLD, FIONA: *Das große Massage-Handbuch*. Mosaik, München 1993

INKELES, GORDON: *Die Kunst der zärtlichen Massage*. Bauer, Freiburg 1990

INKELES, GORDON: *Neue Massage zu zweit*. Heyne, München 1986

INKELES, GORDON: *Sinnliche Entspannung. Die sensitive Partnermassage*. Oesch, Zürich 1991

JÜNEMANN, MONIKA und OBERMAYR, WALBURGA: *Aroma-Kosmetik. Schönheit durch Düfte*. Windpferd, Aitrang 1991

Das Kamasutra. Heyne, München 1990

LAVABRE, MARCEL: *Mit Düften heilen. Das praktische Handbuch der Aromatherapie*. Bauer, Freiburg 1992

LUNDBERG, PAUL: *Die heilende Kraft des Shiatsu*. Mosaik, München 1992

MUIR, CHARLES und CAROLINE: *Tantra – Die Kunst des bewußten Liebens*. Heyne, München 1993

RYMAN, DANIELLE: *Handbuch der Aromatherapie*. Heyne, München 1990

THIRLBEY, ASHLEY: *Tantra der Liebe*. Heyne, München 1993

TISSERAND, MAGGIE: *Die Geheimnisse wohlriechender Essenzen*. Windpferd, Aitrang 1993

TISSERAND, MAGGIE und JÜNEMANN, MONIKA: *Zauber und Kraft aus Lavendel*. Windpferd, Aitrang 1992

TISSERAND, ROBERT B.: *Das Aromatherapie-Heilbuch*. Windpferd, Aitrang 1992

VALNET, JEAN: *Aromatherapie*. Heyne, München 1986

WOOLGER, JENNIFER BARKER, und WOOLGER, ROGER J.: *Göttinnen. Urbilder für eine Psychologie der Frau*. Kabel, Hamburg 1991

Stichwortverzeichnis

(Die mit * gekennzeichneten Schlagworte sind Duftstoffe und verwandte Substanzen.)

Bezugsquellenverzeichnis

Anbieter von reinen ätherischen Ölen aus Wasserdampf- bzw. CO_2-Destillation. Die Preisliste dieser Anbieter weisen in den meisten Fällen die Qualität der Öle nach »biologisch«, »kontrolliert biologisch (kbA)« und Wildwuchs aus.

A = Abfüller,
EH = Einzelhändler,
GH = Großhandel,
H = Hersteller,
HA = Hersteller/Abfüller,
PQ = Preisliste nach biologischen Qualitätskriterien,
VH = Versand

PARACELSUS APOTHEKE, Jahnstr. 30, 04703 Leisnig,
   Tel. 03 43 21 / 1 20 85, Fax 03 43 21 / 1 20 85, EH, PQ, VH
RONALD REIKE, Spezialversand ätherische Qualitätsöle, Kielort 21 a,
   22850 Norderstedt, EH, GH, VH
RADICULA GMBH, Süderweg 2, 25877 Winnert, Tel. 0 48 45 / 5 11,
   Fax 0 48 45 / 12 33, HA, GH
LUISE FRANZE, Calendula-cosmetiC, Flüggestr. 19, 30161 Hannover,
   Tel. 05 11 / 3 88 02 88, EH, VH
HEUSCHRECKE GMBH, Naturkostgroßhandel, Krefelder Str. 18,
   50670 Köln, Tel. 02 21 / 72 80 85, Fax 02 21 / 39 37 83, GH, HA, PQ
Philanthropia, Ursula Philippsen und Achim Heger, Löbach 34,
   53804 Much, Tel. 0 22 95 / 25 88, EH, VH
amarelo, Aromatische Produkte, Import/Export Produktion,
   Vulcanarom-CO2-Extraktion, Am Markt 5, 54456 Tawern,
   Tel. 0 65 01 / 1 30 99, Fax 0 65 01 / 1 30 90, GH, HA, PQ, VH
KEVALA, Esoterik, Handel & Versand, Inhaber Jürgen Pfaff,
   Hollerberg 11, 61440 Oberursel, Tel. 0 61 71 / 5 96 87,
   Fax 0 61 71 / 5 21 09, A, EH, GH, PQ, VH

MELALEUKA, Roderich Krieger GmbH, Im Flürchen 28,
   66133 Scheidt, GH, HA, VH
MORGENTAU, Naturreine Ätherische Öle, Uracher Str. 1,
   72813 St. Johann- Upfingen, Tel. 0 71 22 / 6 58,
   Fax 0 71 22 / 37 48, A, EH, VH
AYUS, Naturöle Oshadhi, Schoferstr. 9, 77830 Bühlertal,
   Tel. 0 72 23 / 99 90 42, Fax 0 72 23 / 7 58 84, HA, PQ, VH
Sonja Huber, Aromatherapie, Orleansstr. 11 b, 81669 München,
   Tel. 0 89 / 48 78 87, Fax 0 89 / 48 78 87, EH, GH, H, VH
DUFTINSEL, Monika Herzog, Himalajastr. 64, 81825 München,
   Tel. 0 89 / 4 30 56 65, Fax 0 89 / 4 30 75 06
NEUMOND, Düfte der Natur GmbH, Mühlfelder Str. 70,
   82211 Herrsching, Tel. 0 81 52 / 88 00, Fax 0 81 52 / 22 11,
   EH, GH, HA, PQ, VH
Claudia Kasparides, Etherische Öle & Bio-Kosmetik,
   Hechelwiesenweg 39, 86919 Utting a.A., Tel. 0 88 06 / 4 45,
   Fax 0 88 06 / 3 38, EH, GH, HA, VH
La Balance, Andres & Co. GmbH, Bachstr. 3, 88299 Leutkirch,
   Tel. 0 75 61 / 23 52, Fax 0 75 61 / 69 52, GH, HA, VH
Medicon Aromen, Torre GmbH, Vertrieb für ätherische Öle & Körper-
   pflegeprodukte, Rothenburger Str. 194, 90439 Nürnberg,
   Tel. 09 11 / 61 26 19, Fax 09 11 / 61 29 20, GH, HA, PQ, VH

Bezugsquellen Ausland

Weinviertler Kräuter – Reine ätherische Öle, Yantra Handelsges.m.b.H.,
   A-1070 Wien, Kirchengasse 42a, Tel. 01 / 5 23 07 05,
   Fax 01 / 93 56 67, GH
FARFALLA DUFTLADEN, Seefeldstr. 18, CH-8008 Zürich,
   Tel. 01 / 2 61 77 01, Fax 01/2 62 25 13, EH, GH, HA, PQ, VH
s'Drüegg, Seestr. 105, CH-8820 Wädenswil, Tel. 01 / 7 80 97 07, EH, VH
VITALIS, Inhaberin Erna Wieser, Christopherusstr. 5,
   I-39031 Bruneck, Tel. 4 74 / 3 32 36, Fax 4 74 / 55 47 26

Seminare

RADICULA GMBH, Süderweg 2, 25877 Winnert, Tel. 0 48 45 / 5 11,
  Fax 0 48 45 / 12 33
HEUSCHRECKE GMBH, Naturkostgroßhandel, Krefelder Str. 18,
  50670 Köln, Tel. 02 21 / 72 80 85, Fax 02 21 / 7 39 37 83
AYUS, Naturöle Oshadh, Schoferstr. 9, 77830 Bühlertal,
  Tel. 0 72 23 / 99 90 42, Fax 0 72 23 / 7 58 84
NEUMOND, Düfte der Natur GmbH, Mühlfelder Str. 70,
  82211 Herrsching, Tel. 0 81 52/88 00, Fax 0 81 52 / 22 11
  Claudia Kasparides, Etherische Öle & Bio-Kosmetik,
  Hechelwiesenweg 39, 86919 Utting a. A ., Tel . 0 88 06 / 4 45,
  Fax 0 88 06 / 3 38
La Balance, Andres & Co. GmbH, Bachstr. 3, 88299 Leutkirch,
  Tel. 0 75 61 / 23 52, Fax 0 75 61 / 69 52
Medicon Aromen, Torre GmbH, Vertrieb für ätherische Öle & Körper-
  pflegeprodukte, Rothenburger Str. 194, 90439 Nürnberg,
  Tel. 09 11 / 61 26 19, Fax 09 11 / 61 29 20

Seminare Ausland

FARFALLA DUFTLADEN, Seefeldstr. 18, CH-8008 Zürich,
  Tel. 01 / 2 61 77 01, Fax 01 / 2 62 25 13

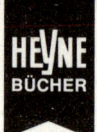

Heilgeheimnisse der Natur

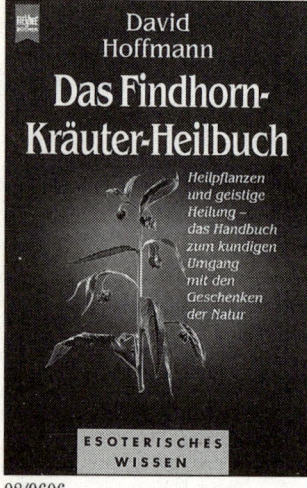

David Hoffmann

Das Findhorn-Kräuter-Heilbuch

Heilpflanzen und geistige Heilung – das Handbuch zum kundigen Umgang mit den Geschenken der Natur

ESOTERISCHES WISSEN

08/9606

Außerdem lieferbar:

Lanetta Gregory/
Geoffrey Treissman
Aura-Handbuch
*Die menschliche Aura erkennen,
verstehen und zur Heilung nutzen*
08/9554

Greg Nielsen
Pendel und Energiekörper
*Neue Methoden zur Befragung des
Pendels und ihre Anwendung im
täglichen Leben*
08/9598

Wilhelm Heyne Verlag
München